Geriatrische Praxis der Homöopathie
Markus Wiesenauer

Geriatrische Praxis der Homöopathie

Markus Wiesenauer

 Hippokrates Verlag Stuttgart

Die Deutsche Bibliothek – CIP-Einheitsaufnahme

Wiesenauer, Markus:
Geriatrische Praxis der Homöopathie /
Markus Wiesenauer. – Stuttgart :
Hippokrates Verl., 1995
  ISBN 3-7773-1152-9

Anschrift des Verfassers:

Dr. med. Markus Wiesenauer
In der Geiß 8
71384 Weinstadt

1. Auflage 1995

Wichtiger Hinweis

Wie jede Wissenschaft ist die Medizin ständigen Entwicklungen unterworfen. Forschung und klinische Erfahrung erweitern unsere Erkenntnisse, insbesondere was Behandlung und medikamentöse Therapie anbelangt. Soweit in diesem Werk eine Dosierung oder eine Applikation erwähnt wird, darf der Leser zwar darauf vertrauen, daß Autoren, Herausgeber und Verlag große Sorgfalt darauf verwandt haben, daß diese Angabe dem Wissensstand bei Fertigstellung des Werkes entspricht.
Für Angaben über Dosierungsanweisungen und Applikationsformen kann vom Verlag jedoch keine Gewähr übernommen werden. Jeder Benutzer ist angehalten, durch sorgfältige Prüfung der Beipackzettel der verwendeten Präparate und gegebenenfalls nach Konsultation eines Spezialisten festzustellen, ob die dort angegebene Empfehlung für Dosierungen oder die Beachtung von Kontraindikationen gegenüber der Angabe in diesem Buch abweicht. Eine solche Prüfung ist besonders wichtig bei selten verwendeten Präparaten oder solchen, die neu auf den Markt gebracht worden sind. Jede Dosierung oder Applikation erfolgt auf eigene Gefahr des Benutzers. Autoren und Verlag appellieren an jeden Benutzer, ihm etwa auffallende Ungenauigkeiten dem Verlag mitzuteilen.
Geschützte Warennamen (Warenzeichen) werden nicht besonders kenntlich gemacht. Aus dem Fehlen eines solchen Hinweises kann also nicht geschlossen werden, daß es sich um einen freien Warennamen handele.

ISBN 3-7773-1152-9

© Hippokrates Verlag GmbH, Stuttgart 1995

Jeder Nachdruck, jede Wiedergabe, Vervielfältigung und Verbreitung, auch von Teilen des Werkes oder von Abbildungen, jede Abschrift, auch auf fotomechanischem Wege oder im Magnettonverfahren, in Vortrag, Funk, Fernsehsendung, Telefonübertragung sowie Speicherung in Datenverarbeitungsanlagen, bedarf der ausdrücklichen Genehmigung des Verlages.

Printed in Germany 1995
Satz und Druck: Druckerei Sommer GmbH, 91552 Feuchtwangen.
Schrift: 9/10.5p Times. System Linotype Hell

Inhalt

Vorwort 9

Homöotherapie in der Geriatrie 11

I	**Erkrankungen von ZNS und Kopfbereich**	16
	1. Depressionen	16
	2. Unruhezustände, Tremor, Parkinson-Syndrom	17
	3. Schlafstörungen	18
	4. Kopfschmerzen	19
	5. Schwindel	20
	6. Vegetative Beschwerden, Schwächezustände	21
II	**Erkrankungen der Augen**	23
	1. Blepharo-Konjunktivitis	23
	2. Hordeolum	24
	3. Katarakt	25
	4. Glaukom	26
III	**Erkrankungen der Ohren**	27
	1. Tinnitus	27
	2. Schwerhörigkeit	28
IV	**Erkrankungen der Zähne und der Mundhöhle**	29
	1. Beschwerden und Erkrankungen der Zähne	29
	2. Gingivitis, Stomatitis	30
V	**Erkrankungen von Rachen und Nase** ...	32
	1. Pharyngo-Laryngitis	32
	2. Angina tonsillaris	33
	3. Rhinitis-Sinusitis	34
VI	**Erkrankungen der Atemwege**	36
	1. Bronchitis	36
	2. Emphysem-Bronchitis	37
	3. Pneumonie	38
	4. Asthma bronchiale	39

VII Herzerkrankungen ... 42
1. Funktionelle Herzbeschwerden ... 42
2. Angina pectoris ... 43
3. Herzinsuffizienz ... 44
4. Rhythmusstörungen ... 46

VIII Arterielle Erkrankungen ... 47
1. Hypotonie, orthostatische Dysregulation ... 47
2. Hypertonie ... 48
3. Arteriosklerose, Durchblutungsstörungen ... 50
4. Apoplex und Folgezustände ... 51

IX Venöse Erkrankungen ... 53
1. Phlebitis ... 53
2. Chronisch venöse Insuffizienz ... 54
3. Hämorrhoiden, Analthrombosen ... 56

X Erkrankungen der Schilddrüse ... 58
1. Hyper- und Hypothyreose ... 58
2. Knotenbildung ... 59

XI Erkrankungen von Magen und Darm ... 61
1. Dyspepsie, Gastralgie ... 61
2. Ulkuskrankheit ... 62
3. Gastroenteritis, Diarrhö ... 64
4. Obstipation ... 66

XII Erkrankungen von Leber, Galle und Pankreas ... 68
1. Cholezystopathie ... 68
2. Hepatopathie ... 70
3. Pankreopathie ... 71

XIII Erkrankungen der Nieren und ableitenden Harnwege ... 73
1. Zystitis/Pyelitis, akut ... 73
2. Zystitis/Pyelitis, chronisch ... 74
3. Harninkontinenz ... 76
4. Nephropathien ... 78

Inhaltsverzeichnis

XIV	**Erkrankungen der männlichen Genitalorgane**	79
	1. Prostatitis, Epididymitis	79
	2. Prostatahyperplasie	81
XV	**Erkrankungen der weiblichen Genitalorgane**	83
	1. Senium	83
	2. Lageveränderung des Genitale	83
	3. Kolpitis	85
XVI	**Rheumatische Erkrankungen**	87
	1. Degenerative Gelenkerkrankungen	87
	2. Wirbelsäulenerkrankungen	89
	3. Osteoporose	90
	4. Weichteilrheumatismus	92
	5. Gicht	94
XVII	**Erkrankungen der Haut**	96
	1. Bakterielle Hauterkrankungen	96
	2. Virale Hauterkrankungen	100
	3. Ekzemkrankheiten	101
	4. Benigne Hauttumoren	104
	5. Proktologische Erkrankungen	106
	6. Hautschäden und Hautverletzungen	108
XVIII	**Operationsfolgen und Verletzungen**	111
XIX	**Tumorerkrankungen**	113
XX	**Extern anwendbare Homöopathika**	116
XXI	**Konstitutionsmittel**	118

Literaturhinweise ... 128

Periodika ... 129

Adressenverzeichnis ... 130

Arzneimittelverzeichnis ... 131

Sachverzeichnis ... 135

Vorwort

Nachdem die verschiedenen Fachtitel der Reihe Praxis der Homöopathie einen so überwältigenden Zuspruch finden, war es naheliegend, für den Bereich »Geriatrie« ebenfalls einen Band zu verfassen. Denn gerade wir Hausärzte versorgen einen hohen Anteil älterer Patienten mit Krankheitsbildern, bei denen sich die Homöopathie erfahrungsgemäß gut einsetzen läßt. Auch erfüllt sie die Kriterien einer wirtschaftlichen und risikoarmen Arzneimitteltherapie. Schließlich wollen wir mit dieser Buchreihe auch belegen, daß die Homöopathie didaktisch aufbereitet dem heutigen Stand der Medizin folgt.
Für die harmonische Zusammenarbeit bin ich dem Hippokrates Verlag zu großem Dank verpflichtet.

Herbst 1994 *Markus Wiesenauer*

Homöotherapie in der Geriatrie

Die Konzeption des Buches setzt diagnostische und klinische Erfahrungen voraus. Der Aufbau erfolgte in Anlehnung an die Fachliteratur, wobei gerade beim älteren Menschen häufiger vorkommende Erkrankungen besprochen werden. Der Anspruch der Homöopathie ist als Erweiterung üblicher Behandlungskonzepte zu verstehen, nicht jedoch pauschal als Alternativ-Therapie. Die Überlegungen für die Anwendung der Homöopathie beziehen sich auf die überwiegend empirischen Beobachtungen, daß insbesondere auch beim älteren Menschen akute und chronische Erkrankungen mit Homöopathika effizient und risikoarm behandelt werden können. In entsprechenden Fällen (Seite 38) kann dies dennoch ein gleichzeitiges Therapieren mit chemisch-synthetischen und homöopathischen Arzneimitteln bedeuten, wobei der prinzipielle Stellenwert physikalischer und diätetischer Maßnahmen unbestritten bleibt. Im übrigen lassen sich bei gegebener Indikation neben einer homöopathischen Behandlung Naturheilverfahren auch adjuvant einsetzen (vgl. Literaturhinweise).
Der homöopathische Therapieansatz basiert auf der Ähnlichkeitsregel, wonach das Arzneimittelbild (Pharmakodynamik) und das Krankheitsbild (individueller Krankheitsstatus) möglichst ähnlich sein sollen.
Das Krankheitsbild erfaßt die individuell ausgeprägten phänomenologischen Erscheinungen im Sinne des subjektiven Befindens zusammen mit den objektiven Befunden; dies wird mit dem aus unterschiedlichen Quellen entstandenen Arzneimittelbild verglichen. Bei möglichst genauer Übereinstimmung zwischen Krankheitsbild und Arzneimittelbild ist das Homöopathikum indiziert. Das Vorgehen basiert auf der Simile-Regel »Similia similibus curentur« (Ähnliches werde durch Ähnliches geheilt).
Ein solch individualisierendes Vorgehen – bedingt durch das homöopathische Behandlungsprinzip – erklärt zugleich die mehr deskriptive Darstellung der Wirkungsprofile homöopathischer Arzneimittel, zumal die Ho-

möopathie in hohem Maße als Erfahrungswissenschaft verstanden werden muß.
Eine Behandlung mit Homöopathika erfordert ein pragmatisches Vorgehen; im einzelnen lassen sich praxisrelevant die folgenden drei Wirkungsgruppen unterscheiden:

Organotropie/Histiotropie

Die Wirkung dieser Homöopathika richtet sich auf ein Organsystem bzw. Gewebe. Oftmals können die damit verbundenen Erkrankungen mit einigen typischen Symptomen (»Syndrom«) charakterisiert werden. Dies entspricht weitgehend einer Homöotherapie nach klinischen Diagnosen.

Beispiel: Mikroangiopathie, Teleangiektasien
→ Artemisia abrotanum (Abrotanum) D3.
Hämorrhoidalleiden bei inneren und äußeren Hämorrhoiden
→ Myrrhis odorata D3.

Funktiotropie

Die Wirkung dieser Homöopathika geht insofern über eine rein syndromatische Indikation hinaus, als zur Arzneimittelwahl (Differentialtherapie) weiterführende Hinweise auf das Krankheitsgeschehen notwendig sind. Funktiotrop wirkende Homöopathika sind insbesondere zur Initial- und Intervall-Therapie geeignet.

Beispiel: Reizhusten abends und nachts mit deutlicher Verschlechterung im Liegen; trocken-spastischer Husten → Hyoscyamus niger D4.
Trocken klingender, anhaltender Husten mit zäher Verschleimung; das Sekret kann nur schwer abgehustet werden. Wundheitsgefühl beim Husten → Polygala senega D4.

Homöotherapie

Personotropie

Die Wirkung dieser Homöopathika erfaßt das konstitutionelle Geschehen und den Krankheitsverlauf in umfassender Weise. Personotrope Homöopathika werden zur Langzeitbehandlung chronischer Prozesse eingesetzt und entsprechen einer homöopathischen Behandlung par excellence durch ihre tiefgreifende Beeinflussung der Krankheit. Daraus resultiert ihre bevorzugte Anwendung bei chronischen Erkrankungen, z. B. Depression, Asthma bronchiale.

Beispiel: Pykniker mit Phasen von Apathie und Betriebsamkeit. Habitus apoplecticus, der schwere Gang widerspiegelt die innere Verfassung mit depressiver Verstimmung, Angst, Mutlosigkeit und Selbstvorwürfen. Ärgerliche Gereiztheit und Jähzorn, Frohsinn wechseln ab mit Wutanfällen, Neigung zu suizidalen Handlungen.
Es bestehen chronische Erkrankungen im Bereich Herz und Kreislauf mit Arteriosklerose und hypertoniebedingten Gefäßschäden; chronisch rezidivierende Erkrankungen insbesondere der Atemwege (Emphysem-Bronchitis), des rheumatischen Formenkreises (Arthrose) sowie der Haut (Ekzem)
→ Aurum metallicum.

Launenhafte, reizbare Patientin mit raschem Stimmungswechsel; Gleichgültigkeit, Lebensüberdruß mit deutlicher Abneigung gegen Verpflichtungen, Aufgaben und selbst gegen die Angehörigen. Phase des Klimateriums und Seniums mit Hitzewallungen, Frieren und übelriechenden Schweißen. Gehäufte Migräneattacken; Cholezysto- und Hepatopathien mit Unverträglichkeit von Fettem; Obstipation und Hämorrhoidalleiden. Rezidivierende Urogenitalentzündungen mit starkem Prolapsgefühl; chronische Hauterkrankungen wie Ekzem und Psoriasis
→ Sepia.

Nach derzeitigem Erkenntnisstand ist die Behandlung mit Homöopathika als Regulationstherapie im Sinne eines therapeutischen Reizes zu verstehen. Dementsprechend soll auf die Actio (Reiz) des Homöopathikums die Reactio (Antwort) des Organismus folgen.
Praktisch zeigt sich dies darin, daß der kranke Organismus unterschiedlich reagibel auf Homöopathika ist. Dies bedeutet, daß die beim älteren Menschen häufiger vorhandene Organinsuffizienz (z. B. Leber, Nieren) keine Einschränkung für die Homöotherapie darstellt. Die Dosierung beinhaltet die Potenz (= Arzneistärke, üblicherweise als Dezimalpotenz »D« eingesetzt) und die Gabenfolge (= Applikationsfrequenz). Als orientierenden Hinweis finden sich diese Angaben bei jedem Homöopathikum, wobei beides im wesentlichen auch vom Arzneigrundstoff (pflanzliche, tierische, mineralische Stoffklasse) und von der Krankheitsdynamik (akut, chronisch) abhängt.
Bei der Verordnung von Dilutionen ist der Ethanolgehalt zu berücksichtigen; grundsätzlich sind die verschiedenen Darreichungsformen homöopathischer Arzneimittel wirkungsäquivalent. Dabei entsprechen (3–)5 Tropfen = (3–)5 Globuli = 1 Tablette. Tabletten können auch zerstoßen, Dilutionen wegen des Ethanolgehalts in Wasser verdünnt werden.

Dosierungsrichtlinien

Bei eintretender Besserung ist das Intervall entsprechend zu verlängern!

Stadium	Applikationsfrequenz	Beispiel
Akut	alle halbe oder volle Stunde 3 Globuli/1 Tablette	Hämatom
Subakut	alle 2 Stunden 3 Globuli/ 1 Tablette	Bronchitis
Chronisch	2–3 × täglich 5 Globuli/ 1 Tablette oder seltener	Depression

Homöotherapie

Homöopathika können individuell kombiniert werden; sie stehen aber auch als fixe Kombination im Sinne eines Komplexmittels mit klinischer Indikationsangabe zur Verfügung.

Als Basistext für das vorliegende Buch empfiehlt sich der Band »Praxis der Homöopathie« (Hippokrates Verlag, Stuttgart), dort sind die Wirkungsprofile (Arzneimittelbilder) der einzelnen Homöopathika ausführlich beschrieben.

I Erkrankungen von ZNS und Kopfbereich

Das Indikationsgebiet kann je nach Ursache und organischer Progredienz eine Grenze für die Homöopathie als Regulationstherapie sein (z. B. Parkinson-Syndrom). Außerdem ist eine personotrope Behandlung für die Langzeitbehandlung sinnvoll (z. B. Depression).
Differentialdiagnostisch sind insbesondere Erkrankungen von Schilddrüse, Herz und Kreislauf zu berücksichtigen.
Das Kapitel ist in folgende klinische Indikationen unterteilt

1. Depressionen → Seite 16
2. Unruhezustände, Tremor, Parkinson-Syndrom
   → Seite 17
3. Schlafstörungen → Seite 18
4. Kopfschmerzen → Seite 19
5. Schwindel → Seite 20
6. Vegetative Beschwerden, Schwächezustände → Seite 21

1. Depressionen

Das gleichzeitige Therapieren mit Psychopharmaka sollte nur unter strenger Indikationsstellung erfolgen, da diese Präparategruppen die homöotherapeutische Regulation blockieren.
Die Auswahl des bevorzugt personotrop indizierten Homöopathikums erfolgt streng individuell; folgende Konstitutionsmittel kommen differentialtherapeutisch in Frage → Seite 118.

Acidum arsenicosum (Arsenicum album)
Acidum silicicum (Silicea)
Arnica montana
Aurum metallicum
Barium carbonicum

Lycopodium
Natrium chloratum
Sepia
Zincum metallicum

2. Unruhezustände, Tremor, Parkinson-Syndrom

Unruhezustände können sich in psychischen und somatischen Symptomen äußern; aus homöotherapeutischer Sicht (»Krankheitsbild«) gehören dazu auch Tremor und Parkinson-Syndrom.

Symptomatik	Arzneimittel
Unruhe, Tremor	Amanita muscaria
Unmotiviertes Verhalten	Datura stramonium
Erregungszustände	Tarantula hispanica
Unruhe, Schlaflosigkeit	Zincum valerianicum

Amanita muscaria (Agaricus)

Unkoordinierte Bewegungen, Zuckungen der Glieder, Grimassieren, Kraftlosigkeit, lähmungsartige Schwäche. Tremor, Muskelkontraktionen.

Dosierung: D12, 2 × täglich 1 Tablette

Datura stramonium (Stramonium)

Erregungszustände mit Schreckhaftigkeit, Verwirrung; unmotiviertes Verhalten, choreatische Bewegungen auch mit Pavor nocturnus.

Dosierung: D12, 2 × täglich 5 Tropfen

Tarantula hispanica

Zuckungen, Krämpfe, Tremor bei Überempfindlichkeit der Sinnesorgane; Erregung, motorische Unruhe.

Dosierung: D12, 2 × täglich 5 Tropfen

Zincum valerianicum

Unruhe, Schlaflosigkeit, Nervenschmerzen mit Zuckungen der Glieder.

Dosierung: D6, 2 × täglich 1 Tablette

3. Schlafstörungen

Homöopathika wirken nicht im Sinne einer herkömmlichen »Schlaftablette«, sondern sollen den physiologischen Schlaf-Wach-Rhythmus wieder herstellen.

Symptomatik	Arzneimittel
Nächtliches Herzjagen	Aconitum napellus
Problembehaftete Situationen	Avena sativa
Unruhe, Schweißausbrüche	Coffea arabica
Ein- und Durchschlafstörungen	Passiflora incarnata

Hinweis: Vgl. auch → *Unruhezustände*, Seite 17

Aconitum napellus

Nächtliche Anfälle von heftigem Herzjagen mit Schweißausbrüchen und starken Angstzuständen, Atembeklemmung.

Dosierung: D12, abends 5 Tropfen (situativ wiederholen)

Avena sativa

Schlafstörungen wegen Erschöpfung, problematischer Situationen; kann sich nicht mehr richtig konzentrieren am Tage.

Dosierung: D2, abends 5 Tropfen (situativ wiederholen)

Coffea arabica

Fühlt sich »wie aufgedreht«; starker Gedankenzufluß mit Herzklopfen und Schwitzen.

Dosierung: D6, abends 5 Tropfen (situativ wiederholen)

Passiflora incarnata

Schlafstörungen, schlechtes Einschlafen, häufiges nächtliches Erwachen. Vorbehandlung mit Synthetika.

Dosierung: D2, abends 5 Tropfen (situativ wiederholen)

4. Kopfschmerzen

Die Ursachen der Kopfschmerzen sind – soweit möglich – ursächlich abzuklären. Ein Soforteffekt kann von Homöopathika nicht erwartet werden; mittelfristiges Therapieziel ist ein Nachlassen rezidivierender Schmerzzustände.

Symptomatik	Arzneimittel
Doppelsehen bei Migräne	Cyclamen europaeum
Kopfschmerzen; HWS-Syndrom	Gelsemium sempervirens
Pulsierende Kopfschmerzen	Atropa belladonna
Kopfschmerzen bei Hepatopathie	Sanguinaria canadensis

Hinweis: Vgl. auch → *Wirbelsäulenerkrankungen*, Seite 89
→ *Operationsfolgen und Verletzungen*, Seite 111

Atropa belladonna (Belladonna)

Klopfender und hämmernder Schmerz mit Pulsieren der Carotiden. Röte und Hitzegefühl im Gesicht. Ausgeprägte Empfindlichkeit gegen Lärm, Licht, Berührung.

Dosierung: D6, anfangs bis zu stündlich 1 Tablette

Cyclamen europaeum

Migräneartige Kopfschmerzen mit vegetativer Begleitsymptomatik wie Flimmern vor den Augen und Doppelsehen, Schwindelgefühl.

Dosierung: D6, anfangs bis zu stündlich 3 Tropfen

Gelsemium sempervirens

Kopfschmerzen mit Beginn im Nacken, ziehen über den Kopf und setzen sich im Stirn-Augen-Bereich fest. Gefühl von Benommenheit und Schwindel, Sehstörungen. Verschlimmerung der Beschwerden durch Wärme und Bewegung.

Dosierung: D6, anfangs bis zu stündlich 3 Tropfen

Sanguinaria canadensis

Schmerzbeginn am Morgen, der sich zum Mittag hin massiv steigert, um zum Abend eher wieder abzuklingen. Blutandrang zum Kopf mit Schwindel und Ohrensausen. Auch im Zusammenhang mit Wechseljahresbeschwerden oder Leberstoffwechselstörungen.

Dosierung: D6, anfangs bis zu stündlich 3 Tropfen

5. Schwindel

Das Symptom Schwindel kann Folge verschiedener Grunderkrankungen sein und bedarf deshalb der diagnostischen Klärung.

Symptomatik	Arzneimittel
Menier'scher Symptomenkomplex	Anamirta cocculus
Arteriosklerotisch bedingter Schwindel	Barium carbonicum
Lageabhängiger Schwindel	Conium maculatum
Schwindel mit Übelkeit	Nicotiana tabacum
Kreislaufbedingter Schwindel	Veratrum album

Hinweis: Vgl. auch → *Arterielle Erkrankungen*, Seite 47

Anamirta cocculus (Cocculus)

Schwindelzustände in Zusammenhang mit Menier'schem Symptomenkomplex, auch bewegungsabhängig (Fahren, Fliegen).

Dosierung: D6, 3 × täglich 5 Tropfen

Barium carbonicum

Arteriosklerotisch bedingter Schwindel; Vergeßlichkeit, Depression, Unruhe.

Dosierung: D12, 2 × täglich 1 Tablette

Conium maculatum

Schwindel, der stark lageabhängig ist. Zeichen der Alterung, Tremor; Regression.

Dosierung: D6, D12, 2–3 × täglich 5 Tropfen

Nicotiana tabacum (Tabacum)

Schwindel mit Übelkeit, Schweißausbruch, auch Durchfall und Herzklopfen.

Dosierung: D6, D12, 2–3 × täglich 5 Tropfen

Veratrum album

Kreislaufbedingte Schwindelzustände, auch mit Ohnmachtsanfällen. Schweißausbruch, blasses Gesicht.

Dosierung: D4, D6, 3–4 × täglich 5 Tropfen

6. Vegetative Beschwerden, Schwächezustände

Die Ursachen für die allgemeinen Beschwerden sind – soweit möglich – abzuklären, u. a. Mangel an Vitaminen und Spurenelementen.
Differentialtherapeutisch sind die personotropen Homöopathika zu berücksichtigen → Seite 118.

Symptomatik	Arzneimittel
Körperliche und geistige Erschöpfung	Acidum phosphoricum
Lähmungsartige Erschöpfung	Acidum picrinicum
Erschöpfung als Folge von Kummersituationen	Ambra grisea
Kreislaufstörungen mit vegetativen Beschwerden	Haplopappus baylahuen

Acidum phosphoricum

Körperliche und geistige Erschöpfung durch Überanstrengung, Überarbeitung oder auch vorausgegangene Erkrankung mit Müdigkeit am Tage und nächtlicher Schlaflosigkeit.

Dosierung: D6, 3 × täglich 5 Tropfen

Acidum picrinicum

Lähmungsartige Erschöpfung mit depressiver Verstimmung, Kopfschmerzen, Schwindelgefühl. Verschlechterung der Beschwerden durch Wärme.

Dosierung: D6, 2–3 × täglich 5 Tropfen

Ambra grisea

Erschöpfungszustände als Folge von Kummer mit stark vegetativer Begleitsymptomatik wie z.B. Atembeschwerden, Herzklopfen, Renault-Syndrom; Platzangst, menschenscheu.

Dosierung: D6, 2–3 × täglich 1 Tablette

Haplopappus baylahuen

Erschöpfung, Schwächegefühl und depressive Verstimmung im Zusammenhang mit zu niedrigem Blutdruck.

Dosierung: D3, 3 × täglich 1 Tablette

II Erkrankungen der Augen

Je nach Schweregrad der Erkrankung kann die Homöopathie nur adjuvant eingesetzt werden. Eine fachärztliche Befundung und Verlaufskontrolle ist insbesondere bei Glaukom und Katarakt notwendige Voraussetzung.

1. Blepharo-Konjunktivitis → Seite 23
2. Hordeolum → Seite 24
3. Katarakt → Seite 25
4. Glaukom → Seite 26

1. Blepharo-Konjunktivitis

Die Blepharo-Konjunktivitis (»Rotes Auge«) wird homöotherapeutisch je nach Entzündungsphase behandelt (Grenze beachten!).

Symptomatik	Arzneimittel
Akutes Entzündungsstadium	Atropa belladonna
Entzündung mit Ödembildung	Apis mellifica
Starkes Augentränen, Lichtempfindlichkeit	Euphrasia officinalis*
Entzündungserscheinungen durch Überbeanspruchung	Ruta graveolens*
Reizzustände bei Trockenheit	Aluminium oxydatum

Hinweis: * auch als Augentropfen erhältlich

Atropa belladonna (Belladonna)

Hochrote Entzündung, stechende und brennende Schmerzen mit Tränenfluß; starke Lichtempfindlichkeit.

Dosierung: D6, anfangs bis zu stündlich 1 Tablette

Apis mellifica

Entzündung mit Schwellung der Augenlider, Fremdkörpergefühl, Hitzegefühl; brennende Schmerzen. Besserung durch kühle Umschläge. Auch allergisch bedingt.

Dosierung: D6, anfangs bis zu stündlich 3 Tropfen

Euphrasia officinalis

Schwellung und Rötung, beständiges Tränen. Gefühl von Brennen und Beißen bei starker Lichtempfindlichkeit.

Dosierung: D4, anfangs bis zu stündlich 3 Tropfen

Ruta graveolens

Entzündungszustand aufgrund von Überanstrengung und Ermüdung.

Dosierung: D3, anfangs bis zu stündlich 3 Tropfen

Aluminium oxydatum (Alumina)

Reizzustand am Auge aufgrund von Mangel an Tränenflüssigkeit (»trockenes Auge«) auch mit Lidptosis.

Dosierung: D12, 2 × täglich 1 Tablette

2. Hordeolum

Entzündungen am Auge sind erfahrungsgemäß mit Homöopathika gut zu behandeln, hier insbesondere die rezidivierenden Gerstenkörner.

Symptomatik	Arzneimittel
Eitrig-entzündlicher Prozeß	Hepar sulfuris
Resorption	Sulfur jodatum
Rezidivierende Gerstenkörner	Delphinium staphisagria

Hepar sulfuris

Eitrig-entzündlicher Prozeß, starke Schmerzen bei großer Berührungsempfindlichkeit.

Dosierung: D6, 3–4 × täglich 1 Tablette

Sulfur jodatum

Zur Resorption im subakuten Entzündungsstadium sowie bei Neigung zu entzündlichen Prozessen.

Dosierung: D6, 2 × täglich 1 Tablette

Delphinium staphisagria (Staphisagria)

Akute und rezidivierende Gerstenkörner (sehr bewährt!).

Dosierung: D6, 2–3 × täglich 5 Tropfen
D12, 1–2 × täglich 5 Tropfen (zur Rezidivprophylaxe)

3. Katarakt

Die Linsentrübung (»grauer Star«) kann Ursache verschiedenster Grunderkrankungen sein; die Homöotherapie kann nur adjuvant und unter fachärztlicher Kontrolle erfolgen!
Die homöopathische Behandlung erfolgt nach der sog. Waterloh-Kur.

Calcium fluoratum D12

Dosierung: Morgens 1 Tablette (17 Tage lang)

Magnesium fluoratum D6

Dosierung: Morgens 1 Tablette (17 Tage lang)

Magnesium fluoratum D12

Dosierung: Morgens 1 Tablette (17 Tage lang)

Magnesium carbonicum D8

Dosierung: Morgens 5 Tropfen (4 Wochen lang)

Die Kur wird etwa 3–4 × pro Jahr durchgeführt.

4. Glaukom

Dem Glaukom (»grüner Star«) als krankhafte Steigerung des Augeninnendruckes liegen verschiedene Ursachen zugrunde. Die Homöotherapie erfolgt adjuvant und unter fachärztlicher Kontrolle (Cave: Erblindung)!

Symptomatik	Arzneimittel
Pulsieren, Funkensehen	Glonoinum
Kongestion im Kopfbereich	Paris quadrifolia
Rot-grüner Hof-Sehen	Phosphorus

Nach *W. Quilisch* und *K. Stauffer*

Glonoinum

Pulsieren im Kopfbereich, Blitze- und Funkensehen. Druckgefühl der Augen.

Dosierung: D6, 3 × täglich 5 Tropfen

Paris quadrifolia

Kongestionsgefühl im Kopf- und insbesondere im Augenbereich. Starkes Druck- und Zuggefühl an den Augen.

Dosierung: D4, 2–3 × täglich 5 Tropfen

Phosphorus

Sehstörungen wie mit Nebel umgeben, rot-grüne Umrandung von Gegenständen (Hofbildung). (Personotrope Symptome beachten.)

Dosierung: D12, 2 × täglich 5 Tropfen

III Erkrankungen der Ohren*

1. Tinnitus

Tinnitus und (Innenohr-)Schwerhörigkeit sind zwei im Alter häufiger vorkommende Erkrankungen, deren Ursache oft nicht geklärt resp. organisch-sklerotisch bedingt ist (Grenze der Homöopathie).

Symptomatik	Arzneimittel
Pulsierendes Empfinden	Petroleum
Erschwertes Hören	Phosphorus
Gefühlsstörungen	Secale cornutum
Verschlechterung durch Lärm	Theridion
Muskelverkrampfungen	Tarantula hispanica

Mod. n K.-H. Friese

Petroleum

Ohrgeräusche, die klopfend, auch pulssynchron auftreten. Neigung zu Ekzemen.

Dosierung: D6, 3 × täglich 5 Tropfen

Phosphorus

Verschiedene Ohrgeräusche, die auch widerhallen; Schwerhörigkeit. Gefühl von Verstopfung in den Ohren. (Personotrope Symptomatik beachten)

Dosierung: D12, 2 × täglich 5 Tropfen

---

* Vgl. auch HNO-ärztliche und allergologische Praxis der Homöopathie, Hippokrates, Stuttgart 1995.

Secale cornutum

Ohrensausen, auch in Verbindung mit allgemein sklerotischen Beschwerden (Verwirrtheit, Verstimmung, Schwindel, Kopfschmerzen); Sensibilitätsstörungen.

Dosierung: D4, 2–3 × täglich 5 Tropfen

Theridion

Ohrensausen und Ohrgeräusche mit auffallender Verschlechterung durch Geräusche und Lärm.

Dosierung: D12, 2 × täglich 5 Tropfen

Tarantula hispanica

Ohrgeräusche in Zusammenhang mit Zuckungen und Verkrampfungen der Muskulatur. Unruhe- und Erregungszustände.

Dosierung: D12, 2 × täglich 5 Tropfen

2. Schwerhörigkeit

Die Ursachen sind häufig nicht zu eruieren, das Audiogramm gibt Hinweise auf die Art der Schwerhörigkeit. Insbesondere bei der altersbedingten Schwerhörigkeit sind folgende personotrope Homöopathika zu berücksichtigen → Seite 118:

Acidum silicicum (Silicea)
Barium carbonicum
Calcium carbonicum
Causticum Phosphorus

Hinweis: Vgl. auch → *Tinnitus*, Seite 27

IV Erkrankungen der Zähne und der Mundhöhle

1. Beschwerden und Erkrankungen der Zähne

Homöopathika können Maßnahmen der konservativen Zahnheilkunde ergänzen und bei Entzündungsprozessen und Wundheilungsstörungen eingesetzt werden.
Vgl. auch → *Gingivitis, Stomatitis*, Seite 30.
Eine intensive Mund- und Zahnhygiene ist Voraussetzung.

Symptomatik	Arzneimittel
Zahnextraktion	Arnica montana
Zahnärztlicher Eingriff	Hypericum perforatum
Entzündlicher Prozeß	Mercurius solubilis
Zahnfleischbluten	Phosphorus
Rückbildungsprozesse	Calcium fluoratum
Parodontose	Acidum silicicum
Zähneknirschen	Cuprum metallicum

Arnica montana

Zustand nach Zahnextraktion und zahnärztlichen Eingriffen; Wundschmerzen, Blutung.

Dosierung: D6, 2–3 × täglich 5 Tropfen

Hypericum perforatum

Zustand nach zahnärztlichen Eingriffen, insbesondere im Bereich Zahnwurzel; neuralgiforme Schmerzen.

Dosierung: D4, 2–3 × täglich 5 Tropfen

Hinweis: Arnica montana und Hypericum perforatum können auch im Wechsel eingenommen werden.

Mercurius solubilis

Entzündung im Bereich des Zahnhalteapparates; leicht blutendes, schwammiges Zahnfleisch. Foetor ex ore. Speichelfluß.

Dosierung: D12, 1–2 × täglich 1 Tablette

Phosphorus

Zahnfleischblutungen, auch in Zusammenhang mit Parodontose.

Dosierung: D12, 2 × täglich 5 Tropfen

Calcium fluoratum

Rückbildungssymptomatik im Bereich des Zahnhalteapparates und Knochens.

Dosierung: D12, 2 × täglich 1 Tablette

Acidum silicicum (Silicea)

Parodontosebedingte Beschwerden wie Zahnfleischbluten, empfindliche Zahnhälse, Schmerzen.

Dosierung: D12, 2 × täglich 1 Tablette
D30, 1–2 × wöchentlich 5 Globuli

Cuprum metallicum

Nächtliches Zähneknirschen; auch verbunden mit Wadenkrämpfen.

Dosierung: D4, D6, 2–3 × täglich 1 Tablette

2. Gingivitis, Stomatitis

Entzündliche Erkrankungen der Mundhöhle haben vielfältigste Ursachen (z. B. Darmmykose). Außerdem ist an eine Unverträglichkeitsreaktion der Prothesenhaftmittel zu denken.

Gingivitis, Stomatitis

Symptomatik	Arzneimittel
Bläschen- und Geschwürbildung	Natrium tetraboracicum
Mundwinkelrhagaden	Acidum nitricum
Gingivitis, Stomatitis	Mercurius vivus

Natrium tetraboracicum (Borax)

Bläschen- und Geschwürsbildung der Mundschleimhäute, insbesondere auch durch Unverträglichkeitsreaktion auf Prothesenhaftmittel. Starke Schmerzen, kann nichts essen.

Dosierung: D6, 2–3 × täglich 1 Tablette

Acidum nitricum

Mundwinkelrhagaden, die schmerzen. Fauliger Mundgeruch.
Blutungsneigung der Gingiva, Neigung zu Aphtenbildung.

Dosierung: D12, 2 × täglich 5 Tropfen

Mercurius vivus

Schwammiges, geschwollenes Zahnfleisch mit Speichelfluß und Foetor ex ore; Zahneindrücke am Zungenrand. Geschwürsbildung.

Dosierung: D12, 2 × täglich 1 Tablette

V Erkrankungen von Rachen und Nase*

Das Kapitel ist nach klinischen Gesichtspunkten eingeteilt in

1. Pharyngo-Laryngitis → Seite 32
2. Angina tonsillaris → Seite 33
3. Rhinitis-Sinusitis → Seite 34

1. Pharyngo-Laryngitis

Differentialtherapeutisch sind insbesondere die unter → *Angina tonsillaris, Seite 33* genannten Homöopathika zu berücksichtigen.

Symptomatik	Arzneimittel
Heiserkeit, Reizhusten	Ammonium bromatum
Quälender Kitzelhusten	Euspongia officinalis
Überangestrengte Stimmbänder	Arum triphyllum
Stimmbandlähmung	Causticum

Ammonium bromatum

Entzündlich gereizte, trockene Schleimhäute; große Heiserkeit. Reizhusten, wenig Schleim; deszendierender Infekt.

Dosierung: D4, anfangs bis zu stündlich 1 Tablette

Euspongia officinalis (Spongia)

Quälender Kitzelhusten bei tonloser Stimme. Gefühl, als ob man durch einen Schwamm atme.

Dosierung: D4, anfangs bis zu stündlich 3 Tropfen

* Vgl. auch HNO-ärztliche und allergologische Praxis der Homöopathie, Hippokrates, Stuttgart 1995

Arum triphyllum

Heiserkeit und kratzendes Gefühl im Rachenraum durch Überanstrengung der Stimme.

Dosierung: D3, 3 × täglich 5 Tropfen

Causticum

Tonlose Stimme mit Kitzelhusten (Stimmbandparese). Kitzelhusten, der mit unfreiwilligem Harnabgang verbunden ist.

Dosierung: D6, 2–3 × täglich 1 Tablette

2. Angina tonsillaris

Symptomatik	Arzneimittel
Dunkelrote Schleimhautschwellung	Phytolacca americana
Stark schmerzhafte Angina	Guajacum
Hals- und Ohrensausen	Capsicum annuum

Phytolacca americana

Dunkelrote Schleimhäute, stark geschwollene Tonsillen mit stechenden Schmerzen, die bis in die Ohren ausstrahlen.
Schwellung der regionären Lymphknoten.

Dosierung: D6, anfangs bis zu stündlich 3 Tropfen

Guajacum

Schwellung der Tonsillen mit Rötung und beginnender Eiterung, starke Schluckschmerzen; übler Körper- und Mundgeruch. Trockener, schmerzhafter Husten.

Dosierung: D6, anfangs bis zu stündlich 3 Tropfen

Capsicum annuum

Akute Entzündung im gesamten Rachenraum, Tonsillitis. Ohrenschmerzen.
Schmerzen haben brennenden Charakter.

Dosierung: D6, anfangs bis zu stündlich 3 Tropfen

3. Rhinitis-Sinusitis

Die Rhinitis ist häufig Initialsymptom einer Sinusitis oder eines grippalen Infekts; die persistierende Rhinitis resp. die Sinusitis kann auch eine Schwerhörigkeit mit verursachen.

Symptomatik	Arzneimittel
Brennend scharfes Nasensekret	Allium cepa
Starke Mitbeteiligung der Augen	Euphrasia officinalis
Verlegte Nasenatmung mit tagsüber starker Sekretion	Strychnos nux vomica
Sinusitis mit absteigendem Infekt	Lobaria pulmonaria
Sinusitis mit reduziertem Allgemeinbefinden	Luffa operculata
Basismittel	Echinacea

Allium cepa

Brennend scharfes Nasensekret mit nur mäßiger Konjunktivitis (»milder Tränenfluß«); heftige Niesattacken und brennende Kopfschmerzen.
Verschlechterung morgens beim Aufstehen; Besserung im Freien.

Dosierung: D6, anfangs bis zu stündlich 3 Tropfen

Euphrasia officinalis

Lichtscheu und Konjunktivalreizung mit brennendem Tränenfluß bei milder Nasensekretion, anfangs wäßrig, später schleimig.

Dosierung: D4, anfangs bis zu stündlich 3 Tropfen

Strychnos nux vomica (Nux vomica)

Verlegte Nasenatmung insbesondere nachts; morgendlicher Niesreiz mit reichlicher Sekretion.
Gereizte Nasenschleimhäute mit Wundsein. Hitzegefühl im Kopfbereich; Hitze- und Frostschauder im Wechsel.

Dosierung: D6, 3–4 × täglich 5 Tropfen

Lobaria pulmonaria (Sticta)

Absteigende Katarrhe mit wäßrigem oder dick-gelbem Sekret, verlegte Nasenatmung mit Borkenbildung. Morgendliche Schleimsekretion; dumpfe Stirnkopfschmerzen.

Dosierung: D6, 3–4 × täglich 5 Tropfen

Luffa operculata

Dünnflüssiges oder zähes gelbliches Nasensekret mit blutiger Borkenbildung, Reizhusten, starke Kopfschmerzen; reduziertes Allgemeinbefinden auch mit subfebrilen Temperaturen.

Dosierung: D6, 3–4 × täglich 1 Tablette

Echinacea

Als Basismittel zusätzlich zum individuell angezeigten Homöopathikum.

Dosierung: D2, 3–4 × täglich 5 Tropfen

VI Erkrankungen der Atemwege

Bei den verschiedensten Atemwegserkrankungen lassen sich Homöopathika erfolgreich einsetzen, so daß Allopathika häufig reduziert resp. abgesetzt werden können. Trotz der Klinischen Einteilung sind differentialtherapeutisch alle genannten Homöopathika zu berücksichtigen.

1. Bronchitis → Seite 36
2. Emphysem-Bronchitis → Seite 37
3. Pneumonie → Seite 38
4. Asthma bronchiale → Seite 39

1. Bronchitis

Klinisch wird zwischen einer akuten und rekurrierenden Bronchitis unterschieden; letztere besteht länger als 2 Wochen und tritt mehr als 2 × pro Jahr auf. Bei der obstruktiven Bronchitis steht die exspiratorische Dyspnoe mit unproduktivem Husten im Vordergrund.

Symptomatik	Arzneimittel
Schmerzhafter Reiz- und Krampfhusten	Bryonia cretica
Nächtlicher Reizhusten	Hyoscyamus niger
Trocken-krampfartige Hustenanfälle	Cuprum aceticum
Anhaltender Kitzelhusten	Rumex crispus

Bryonia cretica

Sehr trockener, äußerst schmerzhafter Husten, stechende Thoraxschmerzen beim geringsten Hustenstoß. Schleimhäute trocken mit Schluckbeschwerden. Fieber; großes Durstgefühl.

Dosierung: D6, anfangs bis zu stündlich 3 Tropfen

Hyoscyamus niger

Starker Reizhusten insbesondere nach dem Hinliegen mit nächtlicher Verschlechterung. Der Husten ist trocken und krampfartig.

Dosierung: D4, 3–4 × täglich 5 Tropfen

Cuprum aceticum

Trocken-krampfartige Hustenanfälle, wenig zähschleimiges Sputum; Dyspnoe. Nächtliche Verschlimmerung.

Dosierung: D6, 3–4 × täglich 1 Tablette

Rumex crispus

Trockener, anhaltender Reizhusten (Kitzelhusten); Niesreiz. Kälte und tieferes Einatmen lösen sofort weitere Hustenstöße aus.
Verschlimmerung zum Morgen hin.

Dosierung: D4, anfangs bis zu stündlich 3 Tropfen

2. *Emphysem-Bronchitis*

Klinisch im Vordergrund steht die starke Verschleimung; diese läßt sich mit Homöopathika gut lösen.

Symptomatik	Arzneimittel
Zäh-schleimiges Sputum	Ammonium carbonicum
Asthmoide Beschwerden	Carbo vegetabilis
Starke Rasselgeräusche	Kalium stibyl-tartaricum
Schwer löslicher Schleim	Polygala senega

Hinweis: Vgl. auch → *Asthma bronchiale*, Seite 39

Ammonium carbonicum

Trockener Husten mit deutlich hörbaren Rasselgeräuschen, nur geringes, zäh-schleimiges Sputum; Atemnot.
Verlauf häufig als absteigender Kararrh.
Deutliche Verschlechterung in der Wärme sowie zum frühen Morgen hin. Phänotypisch eher dickliche, leistungsschwache Patienten.

Dosierung: D6, 3–4 × täglich 1 Tablette

Carbo vegetabilis

Erstickender Husten mit starkem Lufthunger (»Altershusten«); ausgeprägte Zyanose bei reduziertem Allgemeinzustand. Meteorismus; kardiale Beschwerden.

Dosierung: D6, D12, 2–3 × täglich 1 Tablette

Kalium stibyl-tartaricum (Antimonium tartaricum)

Zähes, reichliches Sputum, das nicht abgehustet werden kann; Exspektoration bringt nur kurzfristige Erleichterung. Kurzatmiger, blasser Patient.

Dosierung: D6, 3–4 × täglich 1 Tablette

Polygala senega (Senega)

Rauh klingender Husten mit schwer löslichem Schleim; Wundheitsgefühl im Brustbereich.

Dosierung: D4, 3–4 × täglich 5 Tropfen

3. Pneumonie

In Abhängigkeit des Erregerspektrums ist eine gezielte Antibiotika-Therapie notwendig. Eine zusätzliche Homöotherapie ist möglich und hat sich an der dominierenden Symptomatik zu orientieren. Im wesentlichen sind die unter → *Bronchitis*, Seite 36 und → *Emphysem-Bronchitis*, Seite 37 genannten Homöopathika zu berücksichtigen.

Zur Nachbehandlung eignen sich folgende Homöopathika:

Symptomatik	Arzneimittel
Schwächezustand mit subfebrilen Temperaturen	Chininum arsenicosum
Verzögerte Rekonvaleszenz	Medicago sativa
Anhaltender Husten	Lycopodium

Chininum arsenicosum

Anhaltender Schwächezustand, auch mit subfebrilen Temperaturen. Schweißausbrüche, Schwindelgefühl.

Dosierung: D6, 2–3 × täglich 1 Tablette

Medicago sativa

Verzögerte Rekonvaleszenz mit Appetitlosigkeit, Müdigkeit; blasse Hautfarbe.

Dosierung: D4, 3 × täglich 5 Tropfen

Lycopodium

Anhaltender Husten mit sich schlecht lösendem Schleim (in der Rekonvaleszenzphase). Befindensverschlechterung zum Nachmittag hin. Trotz gutem Appetit mit kleinen Mahlzeiten gesättigt.

Dosierung: D12, 2 × täglich 1 Tablette.

Hinweis: Als Zwischenmittel eignet sich Sulfur D30.

4. Asthma bronchiale

Beim älteren Menschen besteht das Asthma bronchiale zumeist schon viele Jahre, weshalb einer Regulationstherapie Grenzen gesetzt sind. Die genannten Homöopathika eignen sich vor allem zum Versuch der Einsparung nebenwirkungsreicher Antiasthmatika (Ausschleichen, nur ggf. Absetzen!).

Symptomatik	Arzneimittel
Anfallsweiser Husten beim Hinliegen	Aralia racemosa
Trockener Reizhusten mit Atemnot	Lobelia inflata
Spastische Bronchitis mit schwer löslichem Sputum	Grindelia robusta
Feuchtigkeitsverschlechterung	Natrium sulfuricum
Basismittel	Acidum formicicum

Hinweis: Vgl. auch → *Emphysem-Bronchitis*, Seite 37

Aralia racemosa

Anfallsweiser Husten abends beim Hinliegen, wobei nur wenig Schleim abgehustet werden kann. Fremdkörpergefühl im Kehlkopfbereich. Große Empfindlichkeit gegen Kälte und Zugluft.

Dosierung: D6, 3–4 × täglich 5 Tropfen

Lobelia inflata

Trockener Reizhusten, der sich bis zum Asthma-Anfall steigern kann. Atemnot mit dem Gefühl, als ob der Brustkorb zusammengeschnürt sei.
Vagotone Begleitsymptome wie Blässe, kalter Schweiß und Angst.

Dosierung: D6, 3–4 × täglich 5 Tropfen

Grindelia robusta

Sich steigernde Hustenanfälle mit reichlichem, schwer löslichem Schleim (Rasselgeräusche). Atemnot im Liegen, Erstickungsgefühl.

Dosierung: D6, 3–4 × täglich 5 Tropfen

Asthma bronchiale

Natrium sulfuricum

Typische Verschlechterung durch Feuchtigkeit und Nässe (Herbst) mit Hustenanfällen und starker Verschleimung. Cholezysto- und Hepatopathie; morgendliche Diarrhö.
Frösteln und Kälteempfindlichkeit.

Dosierung: D6, 3–4 × täglich 1 Tablette

Acidum formicicum

Als Basisbehandlung bei Asthma bronchiale sowie bei Emphysem-Bronchitis; Neigung zu Infekten und Dermatosen (Ekzem).

Dosierung: D12, 1–2 × wöchentlich 1 Ampulle i.v.
oder 1–2 × täglich 5 Tropfen;
D200: 1 Ampulle i.v. als Einmalgabe
(je nach Reaktion wiederholen)

VII Herzerkrankungen

Die Homöotherapie ist insbesondere bei funktionell bedingten Herzbeschwerden und leichteren organischen Herzerkrankungen indiziert und konkurriert nicht mit einer kardialen Substitutionstherapie. Ebenso ist die Homöopathie nicht indiziert beim hochakuten Angina pectoris-Anfall oder beim Myokardinfarkt. Möglich ist jedoch eine homöopathische Begleittherapie resp. eine adjuvante Nachbehandlung z. B. eines Myokardinfarkts.

1. Funktionelle Herzbeschwerden → Seite 42
2. Angina pectoris → Seite 43
3. Herzinsuffizienz → Seite 44
4. Rhythmusstörungen → Seite 46

1. Funktionelle Herzbeschwerden

Im eigentlichen Sinne handelt es sich um eine Ausschlußdiagnose. Auch können die Beschwerden nichtkardialer Genese sein, z. B. Dysthyreose, Depression.

Symptomatik	Arzneimittel
Nächtliches Herzjagen	Aconitum napellus
Herz- und Oberbauchbeschwerden	Leonorus cardiaca
Herzbeschwerden bei Dysthyreose	Lycopus virginicus
Herzschmerzen bei psychischen Belastungen	Sumbulus

Aconitum napellus

<u>Nächtliches Aufschrecken mit Herzjagen und Angstzuständen</u> (Patient glaubt, sterben zu müssen), Ruhelosigkeit, Atemnot.

Dosierung: D12, abends 5 Tropfen (bei anhaltenden Beschwerden wiederholen)

Leonorus cardiaca

Unspezifische Herzbeschwerden mit Druckgefühl und Stechen; unregelmäßiger Puls, auch Oberbauchbeschwerden.

Dosierung: D3, 3 × täglich 5 Tropfen

Lycopus virginicus

Herzstolpern, Herzbeschwerden, allgemeines Unruhe- und Angstgefühl, Dysthyreose.

Dosierung: D3, 3 × täglich 5 Tropfen

Sumbulus

Herzschmerzen und Herzjagen nach geringster Anstrengung. Die psychischen Reaktionen gehen häufig einher mit Magenschmerzen und Diarrhö.

Dosierung: D2, D3, 3 × täglich 5 Tropfen

2. Angina pectoris

Homöopathika eignen sich bevorzugt zur längerfristigen Intervalltherapie.

Symptomatik	Arzneimittel
Pektanginöse Anfälle	Selenicereus grandiflorus
Neigung zu Ohnmachten	Naja tripudians
Zustand nach Myokardinfarkt	Myrtillocactus geometrizans
Habitus apoplecticus	Arnica montana

Selenicereus grandiflorus (Cactus grandiflorus)

Bewährt bei rezidivierenden pektanginösen Anfällen mit den typischen Symptomen (präkardiales Druckgefühl, Parästhesien im linken Arm, Blutandrang zum Kopf).

Dosierung: D3, 3 × täglich 5 Tropfen

Naja tripudians

Pektanginöse Beschwerden, die in den linken Arm und in den Rücken ausstrahlen; <u>Blutdruckschwankungen</u>, Kreislauflabilität mit Neigung zu Ohnmachten; livide Hautverfärbung. <u>Angst- und Beengungsgefühl</u>.

Dosierung: D12, 2 × täglich 5 Tropfen

Myrtillocactus geometrizans

Stechende Herzbeschwerden, Gefühl von Unwohlsein im Herzbereich mit unterschiedlichen Sensationen; insbesondere gegen <u>Beschwerden nach Myokardinfarkt</u>. Durch die Anwendung können möglicherweise Nitro-Präparate eingespart werden.

Dosierung: D2, 3 × täglich 5 Tropfen

Arnica montana

<u>Pektanginöse Beschwerden vor allem infolge körperlicher Anstrengung oder Aufregung</u>. Habitus apoplecticus mit hochrotem, gedunsen wirkendem Gesicht, Schwindelgefühl und Ohrensausen, gehäuftes Nasenbluten und Neigung zu Ekchymosen.

Dosierung: D12, 2 × täglich 5 Tropfen

3. Herzinsuffizienz

Bei Berücksichtigung der Individualsymptomatik können die Homöopathika in den Stadien I und II der Herzinsuffizienz eingesetzt werden.

Symptomatik	Arzneimittel
Druckgefühl am Herzen	Crataegus
Zustand nach Infekt und Operation	Iberis amara
Pulsunregelmäßigkeit	Prunus laurocerasus
Nachlassende Leistungsfähigkeit	Apocynum cannabinum
Ohnmachtsartige Schwächezustände	Carbo vegetabilis

Herzinsuffizienz

Crataegus

Unspezifische Herzbeschwerden (Druckgefühl, Ziehen in der Brust, Herzunruhe), besonders bei größerer körperlicher Anstrengung und in Streßsituationen.

Dosierung: D2, 3 × täglich 5 Tropfen

Iberis amara

Herzbeschwerden beim Liegen, vor allem auf der linken Seite. Unregelmäßiger Puls sowie Neigung zu Schwindel und Atemnot.
Zur Kräftigung nach akuten Erkrankungen und Operationen.

Dosierung: D3, 3 × täglich 5 Tropfen

Prunus laurocerasus (Laurocerasus)

Pulsunregelmäßigkeit, vor allem nachts auftretende Hustenanfälle, Neigung zur Ödembildung am Abend.

Dosierung: D2, 3 × täglich 10 Tropfen

Apocynum cannabinum

Typische Zeichen einer beginnenden Herzinsuffizienz (auch mit Arrhythmien).

Dosierung: D2, 3 × täglich 10 Tropfen

Carbo vegetabilis

Geschwächte Blutzirkulation bei aufgedunsenem, trägen Patienten. Neigung zu ohnmachtsartigen Schwächezuständen. Zyanosezeichen mit »Lufthunger«. Meteorismus.

Dosierung: D6, D12, 2–3 × täglich 1 Tablette

4. Rhythmusstörungen

Die Homöopathika eignen sich sowohl bei funktionellen Rhythmusstörungen wie auch zur adjuvanten Therapie.

Symptomatik	Arzneimittel
Unregelmäßiger Pulsschlag	Adonis vernalis
Tumultartige Herzaktionen	Kalmia latifolia
Ausgeprägte Extrasystolie	Cytisus scoparius

Adonis vernalis

Unregelmäßiger Pulsschlag, Zeichen beginnender Herzinsuffizienz (auch mit unspezifischen Herzbeschwerden). Vorausgegangen ist oft eine fieberhafte Erkrankung.

Dosierung: D2, D3, 3 × täglich 5 Tropfen

Kalmia latifolia

Herzsensationen mit Pulsunregelmäßigkeit (»tumultartige Herzaktionen«). Die Schmerzen strahlen auch in den Arm aus. Rheumatoide Begleitbeschwerden.

Dosierung: D4, 3 × täglich 5 Tropfen

Cytisus scoparius (Spartium scoparium)

Ausgeprägte Extrasystolie (auch mit pektanginösen Beschwerden). Notwendig ist eine längerfristige Behandlung.

Dosierung: D2, 3 × täglich 5 Tropfen

VIII Arterielle Erkrankungen

Arterielle Gefäßerkrankungen im Alter sind zumeist durch organische Manifestationen gekennzeichnet (z. B. Arteriosklerose). Insofern sind Erkrankungen wie z. B. der fixierte Hypertonus oder der Apoplex nur adjuvant zu behandeln.
Homöopathika eignen sich auch zur Minimierung unerwünschter Wirkungen der Antihypertensiva.

1. Hypotonie, orthostatische Dysregulation → Seite 47
2. Hypertonie → Seite 48
3. Arteriosklerose, Durchblutungsstörungen → Seite 50
4. Apoplex und Folgezustände → Seite 51

1. Hypotonie, orthostatische Dysregulation

Homöopathika eignen sich sowohl zur Akutbehandlung wie auch zur längerfristigen Therapie. Die RR-Werte verändern sich trotz subjektiver Besserung häufig nicht.

Symptomatik	Arzneimittel
Akute Kreislaufschwäche	Veratrum album
Ortostatisch bedingte Kreislaufbeschwerden	Haplopappus baylahuen
Erschöpfungszustände bei Hypotonie	Kalium carbonicum

Veratrum album

Akute Kreislaufschwäche, allgemeines Unwohlsein; kaltschweißig, blasses Gesicht. Oft auch Folgezustand von Infektionskrankheiten. Neigung zu Ohnmachtsanfällen.

Dosierung: D4, bis zu alle 2–3 min 3 Tropfen (Akutsituation), zur längerfristigen Behandlung 3 bis 4 × täglich 5 Tropfen

Haplopappus baylahuen

Orthostatisch bedingte Kreislaufbeschwerden mit Müdigkeit, Abgeschlagenheit, Schwindelgefühl, Schwarzwerden vor den Augen beim längeren Stehen; Kopfschmerzen. Charakteristisch ist auch eine depressive Verstimmung.

Dosierung: D3, 3 × täglich 1 Tablette

Kalium carbonicum

Schwächezustände und Erschöpfung bei Hypotonie. Charakteristisch sind Schweiße bei der geringsten Anstrengung; Wirbelsäulenschmerzen.

Dosierung: D6, 3 × täglich 1 Tablette

2. Hypertonie

Der labile Hypertonus kann im allgemeinen gut homöopathisch behandelt werden; der fixierte Hypertonus nur adjuvant.

Symptomatik	Arzneimittel
Pykniker mit Bluthochdruck	Aurum metallicum
Arteriosklerotisch bedingte Hypertonie	Barium carbonicum
Muskulöser, plethorischer Typ	Arnica montana
Blasser Hochdruck	Plumbum metallicum
Blutdruckschwankungen	Naja tripudians
Hochdruck mit Schwindelgefühl	Viscum album

Hypertonie

Aurum metallicum

Pykniker mit rotem Hochdruck und dem typischen Bild des Habitus apoplecticus (gerötetes Gesicht, Vollblütigkeit); auffällige Stimmungsschwankungen zwischen Angst, Depression, Gereiztheit und Jähzorn.

Dosierung: D12, 1–2 × täglich 1 Tablette
D30, 1–2 × wöchentlich 5 Globuli

Barium carbonicum

Arteriosklerotisch bedingte Hypertonie; typische Zeichen des Alterungsprozesses und der Involution, Vergeßlichkeit und seniles Verhalten; Schwindelgefühl.

Dosierung: D12, 1–2 × täglich 1 Tablette
D30, 1–2 × wöchentlich 5 Globuli

Plumbum metallicum

Blasser Hochdruck, Schwindelgefühl, Gedächtnisschwäche, Angstzustände. Hagerer Typ, sehr kälteempfindlich, Gefäßspasmen.

Dosierung: D12, 1–2 × täglich 1 Tablette
D30, 1–2 × wöchentlich 5 Globuli

Arnica montana

Hochrotes, gedunsenes Gesicht; gehäuftes Nasenbluten; Ohrensausen, Schwindelgefühl und Benommenheit. Muskulöser, kräftiger plethorischer Typ.

Dosierung: D12, 1–2 × täglich 5 Tropfen
D30, 1–2 × wöchentlich 5 Globuli

Naja tripudians

Blutdruckschwankungen mit pektanginösen Herzbeschwerden; nächtliches Aufschrecken, Gefühl von Verengung am Hals und am Herzen; unregelmäßiger Puls. Neigung zu Schwächeanfällen.

Dosierung: D12, 2–3 × täglich 5 Tropfen

Viscum album

Hochdruck mit Schwindelgefühl, Kopfschmerz und Schlaflosigkeit; auch Schwäche und Apathie. Typische Begleitsymptome sind pektanginöse und asthmoide Beschwerden sowie arthrotisch bedingte Gelenkschmerzen.

Dosierung: D4, 3 × täglich 5 Tropfen

3. Arteriosklerose, Durchblutungsstörungen

Durchblutungsstörungen (zerebral, peripher) sind in den Anfangsstadien homöopathisch zu behandeln. Bei arteriosklerotisch bedingten Beschwerden sind insbesondere die kardiotropen Homöopathika → Seite 44 zu berücksichtigen.

Symptomatik	Arzneimittel
Taubheitsgefühl; Neigung zu Dekubitus	Artemisa abrotanum
Gefäßverengung	Espeletia grandiflora
Gangrän	Kreosotum
Schmerzen, Kältegefühl	Secale cornutum

Artemisa abrotanum (Abrotanum)

Schmerzen und Taubheitsgefühl bei Verschlechterung durch Kälte und Nässe.
Neigung zu Dekubitus; Perniones.

Dosierung: D3, 3 × täglich 5 Tropfen
Salbe zur externen Behandlung

Espeletia grandiflora

Bei Durchblutungsstörungen als klinische Indikation; auch in Folge von Nikotin-Abusus.

Dosierung: D3, 3 × täglich 5 Tropfen

Kreosotum

Gangrän mit übelriechender, blutiger Sekretion; starke Schmerzen.

Dosierung: D6, 2–3 × täglich 5 Tropfen

Secale cornutum

Durchblutungsstörungen mit Kribbeln, Schmerzen, Taubheits- und Kältegefühl. Schwerhörigkeit.

Dosierung: D6, 2–3 × täglich 5 Tropfen

4. Apoplex und Folgezustände

Zur Behandlung der Apoplexfolgen vgl. auch die entsprechenden Kapitel.
Die Physiotherapie ist eine unverzichtbare Basistherapie.

Symptomatik	Arzneimittel
Apoplektischer Zustand	Arnica montana
Lähmungszustände	Aluminium oxydatum
Harn- und Stuhlinkontinenz	Causticum
Spastik, schlaffe Lähmung	Zincum metallicum

Arnica montana

Hochrotes, gedunsenes Gesicht. Benommenheit; Ohrensausen, Nasenbluten. Schwindelgefühl.

Dosierung: D4, D6, anfangs bis zu stündlich 3 Tropfen (im subakutem Stadium)
D12, 2 × täglich 5 Tropfen (postapoplektisch)
D30, 1–2 × wöchentlich 5 Tropfen

Aluminium oxydatum (Alumina)

<u>Apoplex mit Lähmungsfolgen im Gesicht und Extremitäten.</u> Schwindelgefühl; Gangunsicherheit.
Erschöpfter, hagerer Patient mit trockener Haut.

Dosierung: D12, 2 × täglich 1 Tablette
D30, 1–2 × wöchentlich 5 Tropfen

Causticum

<u>Lähmungserscheinungen insbesondere mit Harn- und Stuhlinkontinenz.</u> Senile, depressive Stimmungslage.

Dosierung: D12, 2 × täglich 1 Tablette
D30, 1–2 × wöchentlich 5 Tropfen

Zincum metallicum

<u>Motorische Unruhe</u> mit Spastik und Tremor; <u>später schlaffe Lähmung</u> und Lethargie.

Dosierung: D12, 2 × täglich 1 Tablette
D30, 1–2 × wöchentlich 5 Tropfen

IX Venöse Erkrankungen

Erkrankungen des venösen Systems sind sehr häufig und bedürfen einer konsequenten Therapie. Die nachstehende Einteilung ist ein orientierender Anhaltspunkt.
Als Basisbehandlung sind physikalische Maßnahmen unumgänglich. Als Externa bewähren sich (vgl. → Seite 116):
- Bei Varikose: Sabdariffa-Salbe
- bei Stauungsdermatose: Cardiospermum-Salbe
- beim Ulcus cruris varicosum: Calendula-Salbe

Die Einteilung des Kapitels erfolgt gemäß klinischer Indikationen:
1. Phlebitis → Seite 53
2. Chronisch-venöse Insuffizienz → Seite 54
3. Hämorrhoiden, Analthrombosen → Seite 56

1. Phlebitis

Entzündung der oberflächlichen Venen; unbedingt zu beachten ist die Differentialdiagnose: Phlebothrombose (Cave).

Symptomatik	Arzneimittel
Beginnende Entzündungssymptomatik	Atropa belladonna
Akute Phlebitis	Lachesis mutus
Phlebitis nach Trauma	Arnica montana
Rezidivierende Phlebitiden	Hamamelis virginiana

Atropa belladonna (Belladonna)

Akute, plötzlich einsetzende Entzündung mit Rötung und Schwellung der betroffenen Venenabschnitte; starke Berührungsempfindlichkeit.

Dosierung: D6, anfangs stündlich 3 Tropfen (Frühstadium)

Lachesis mutus

Hochakute Phlebitis mit Entzündungszeichen. Starke Schmerzempfindlichkeit bei deutlicher Wärmeunverträglichkeit.

Dosierung: D12, anfangs 1 × täglich 1 Ampulle i.v. oder i.m., nach Abklingen des hochentzündlichen Stadiums peroral D12 (2 × täglich 5 Tropfen). Bei starker Entzündung: Lachesis D12 und Echinacea D4 als Mischinjektion i.v. oder i.m. gemäß obigem Dosierungsschema (längstens 10 Tage).

Arnica montana

Phlebitis infolge eines Traumas. Hauteinblutungen; Zerschlagenheitsgefühl. Ulcus cruris varicosum.

Dosierung: D6, D12, 2–3 × täglich 5 Tropfen
D30, 1–2 × wöchentlich 5 Tropfen

Hamamelis virginiana

Schmerzhafte, berührungsempfindliche Varizen von dunkelbläulicher Farbe; Neigung zu rezidivierenden Entzündungen, Gefäßfragibilität.
Zerschlagenheitsgefühl am ganzen Körper.

Dosierung: D4, 3 × täglich 5 Tropfen

Hinweis: Hamamelis-Tinktur als Externum (1 : 10 verdünnt) zur Lokalbehandlung.

2. Chronisch venöse Insuffizienz

Die organotropen Homöopathika erfassen in ihrem Wirkungsprofil sowohl die Varikose wie auch die Stauungsdermatose, sowie das Ulcus cruris variocosum.

Chronisch venöse Insuffizienz

Symptomatik	Arzneimittel
Varikose; Hämorrhoidalleiden	Aesculus hippocastanum
Chronisch venöse Insuffizienz	Calcium fluoratum
Ulkus, Dermatose	Silybum marianum
Ulkus mit übelriechender Sekretion	Carbo vegetabilis
Therapieresistentes Ulkus, Dermatose	Sulfur

Aesculus hippocastanum

Venöse Belastung (konstitutionell) mit Bildung von Varizen und Hämorrhoiden. Neigung zu Ulcus cruris varicosum.

Schmerzhaft geschwollene Beine; Obstipation. LWS-Syndrom.

Dosierung: D4, D6, 2 × täglich 5 Tropfen, auch mit Zwischengabe von
Calcium fluoratum D30, 1–2 × wöchentlich 5 Tropfen

Calcium fluoratum

Es besteht eine konstitutionelle Bindegewebsschwäche. Venöse Stauungen mit Varizenbildung. Dermatose, auch Ulcus cruris varicosum. Deutliche Wärmeverschlechterung.

Dosierung: D6, D12, 1–2 × täglich 1 Tablette
D30, 1–2 × wöchentlich 5 Tropfen
Als Zwischengabe bewährt sich Acidum silicicum (Silicea) D30, 1–2 × wöchentlich 5 Globuli

Silybum marianum (Carduus marianus)

Chronisch venöse Insuffizienz, auch Hämorrhoidalleiden. Ulcus cruris varicosum. Hepatogene Belastung, Neigung zu Obstipation.

Dosierung: D3, 3 × täglich 1 Tablette

Carbo vegetabilis

Ulcus cruris bei Varikose. Bläulich schwarzer Untergrund bei marmorierter Umgebung; übelriechendes Sekret. Die Schmerzen werden als sehr brennend empfunden.
Kardiopulmonale Beschwerden bei starkem Meteorismus.

Dosierung: D12, 1–2 × täglich 5 Tropfen
D30, 1–2 × wöchentlich 5 Tropfen

Sulfur

Ulcus cruris varicosum, Varikose; allgemein schmutzig wirkendes Hautbild. Neigung zu rauher schrundiger Haut; Eiterungstendenz.

Dosierung: D12, 1 × täglich 1 Tablette (Reaktion beobachten).

3. Hämorrhoiden, Analthrombosen

Hämorrhoidalleiden erfordern als Basistherapie eine ausgewogene Kost, da häufig eine Obstipation vorliegt. Bei einer Analthrombose ist oftmals eine chirurgische Intervention notwendig.

Symptomatik	Arzneimittel
Hämorrhoidalleiden	Myrrhis odorata
Hämorrhoiden infolge Obstipation bei Reizmittelabusus	Strychnos nux vomica
Nässende, entzündlich gereizte Hämorrhoiden	Paeonia officinalis
Hämorrhoiden bei Hepatopathie	Silybum marianum
Analthrombose	Crotalus horridus

Hinweis: Vgl. die unter → *chronisch-venöse Insuffizienz* genannten Homöopathika, Seite 54.

Myrrhis odorata

Hämorrhoidalleiden bei inneren und äußeren Hämorrhoiden.

Dosierung: D3, 3 × täglich 5 Tropfen
(10 %ige Salbe als Rezeptur)

Strychnos nux vomica (Nux vomica)

Schmerzhafte Hämorrhoiden, nicht blutend.
Verschlechterung nach dem Stuhlgang; Obstipation bei Reizmittelabusus.

Dosierung: D6, D12, 2–3 × täglich 1 Tablette

Paeonia officinalis

Entzündlich gereizte Hämorrhoiden mit starker Berührungsempfindlichkeit; nässende Tendenz.
Schmerzen während und nach der Defäkation. Analfissur (nässend); Pruritus ani.

Dosierung: D3, 3 × täglich 5 Tropfen
(10 %ige Salbe als Rezeptur)

Silybum marianum (Carduus marianus)

Hämorrhoiden bei Hepatopathie; Obstipation.

Dosierung: D3, 3 × täglich 1 Tablette

Crotalus horridus

Akute Analthrombose mit typischen Entzündungszeichen; dunkel schwärzliche Verfärbung der Thrombose, Umgebung entzündlich geschwollen.

Dosierung: D12, anfangs 1 × täglich 1 Ampulle i.v. oder i.m., nach Abklingen des akuten Prozesses peroral D12, 2 × täglich 5 Tropfen.
Bei starker Entzündung: Crotalus horridus D12 und Echinacea D4 als Mischinjektion i.v. oder i.m. gemäß obigem Dosierungsschema.

X Erkrankungen der Schilddrüse

Bei älteren Patienten treten Dysfunktionen der Schilddrüse oft maskiert auf oder imponieren mit atypischen Symptomen (Diagnostik!). Keinesfalls darf eine Substitutions- oder Supressionstherapie versäumt werden.

1. Hyper- und Hypothyreose

Symptomatik	Arzneimittel*
Migräneartige Kopfschmerzen	Flor de piedra
Beschwerden der Verdauungsorgane	Hedera helix
Herzbeschwerden	Leonorus cardiaca
Schweißausbruch, Hitzegefühl	Lycopus virginicus
Basismittel	Thyreoidinum

*Hinweis: Die Dosierung der Homöopathika erfolgt in Abhängigkeit der Dysfunktion der Schilddrüse:

Hyperthyreote Stoffwechsellage: D12, 1 × täglich 5 Tropfen/1 Tablette.
D30, 1–2 × wöchentlich 5 Globuli.
Euthyreote Stoffwechsellage: D6, D12, 1–2 × täglich 5 Tropfen/1 Tablette.
Hypothyreote Stoffwechsellage: D3, D4, D6, 2–3 × täglich 5 Tropfen/1 Tablette.

Flor de piedra

Vergrößerung der Schilddrüse, Druckgefühl; Herzbeschwerden. Begleitsymptome können sein <u>Migräne mit Sehstörungen</u> sowie Galle-Leber-Beschwerden.

Dosierung: s.o.

Hedera helix

Druck- und Spannungsgefühl an der Schilddrüse; auch vegetative Symptome wie Herzjagen. Gesteigerter Appetit; Neigung zu dünnen Stühlen.
Auch Zustand nach Strumektomie.

Dosierung: s.o.

Leonorus cardiaca

Unspezifische Herzbeschwerden wie Herzunruhe, Herzjagen.

Dosierung: D4, D6, 2–3 × täglich 5 Tropfen

Lycopus virginicus

Allgemeine Nervosität mit Schweißausbrüchen, Hitzegefühl und Herzjagen.

Dosierung: D4, D6, 2–3 × täglich 5 Tropfen

Thyreoidinum

Als Basismittel in Kombination mit dem individuell angezeigten Homöopathikum.

Dosierung: s.o.

2. Knotenbildung

Je nach Ausbreitung der Knotenbildung (Cave: Malignom) sind der homöopathischen Regulationstherapie Grenzen gesetzt. Die Schilddrüsenhormone sind zu kontrollieren.

Symptomatik	Arzneimittel
Struma	Badiaga
Zyste	Conium maculatum
Struma mit Beengungsgefühl	Euspongia officinalis
(harte) Struma	Lapis albus

Hinweis: Erfahrungsgemäß sprechen weiche Strumen und kleinere Zysten besonders gut an.

Dosierung: 3 Wochen Therapie, 1 Woche Pause, 3 Wochen Therapie usf.; eine mehrmonatige Behandlung ist notwendig.

Badiaga

Schilddrüsenvergrößerung mit <u>Anfällen von Herzjagen, Unruhe, Heißhunger</u>.

Dosierung: D4, 2–3 × täglich 1 Tablette

Lapis albus

<u>(Harte) Struma</u> als klinische Indikation.

Dosierung: D4, 2–3 × täglich 1 Tablette

Hinweis: Lapis albus und Badiaga können auch im täglichen resp. wöchentlichen Wechsel gegeben werden.

Conium maculatum

Struma mit <u>Zystenbildung</u> zum Versuch der Regression.

Dosierung: D6, D12, 1–2 × täglich 5 Tropfen

Euspongia officinalis (Spongia)

Druckgefühl an der Schilddrüse bei Struma; <u>berührungsempfindlich, Beengungsgefühl</u>.

Dosierung: D4, D6, 2 × täglich 5 Tropfen
D12, 1 × täglich 5 Tropfen

XI Erkrankungen von Magen und Darm

Da die Verdauungsorgane (Kapitel XI und XII) eine funktionelle Einheit darstellen, ist aus methodischen Gründen eine Zuordnung klinische Diagnose/Leitsymptomatik sinnvoll:

1. Dyspepsie, Gastralgie → Seite 61
2. Ulkuskrankheit → Seite 62
3. Gastroenteritis, Diarrhö → Seite 64
4. Obstipation → Seite 66

1. Dyspepsie, Gastralgie

Dyspeptische Beschwerden (Non-ulcer dyspepsia = NUD) ist durch ein Symptomenbündel gekennzeichnet (Cave: Ulkus). Die Homöotherapie orientiert sich an der Leitsymptomatik.

Symptomatik	Arzneimittel
Übelriechende Ausscheidungen	Asa foetida
Blähbauch, Lufthunger	Carbo vegetabilis
Krampfartige Beschwerden	Cuprum metallicum
Starke Blähungen, Aufstoßen	Lycopodium
Säurebeschwerden	Robinia pseudoacacia

Asa foetida

Stark übelriechende Ausscheidungen (Aufstoßen, Abgang von Blähungen); Abdomen aufgetrieben. Wechselnde Stühle, übelriechend.

Dosierung: D4, D6, 3 × täglich 5 Tropfen

Carbo vegetabilis

Meteorismus mit Völlegefühl, Aufstoßen und Blähungen; krampfartige Schmerzen, Fettunverträglichkeit. Herzbeschwerden und Luftnot.

Dosierung: D4, D6, 3 × täglich 1 Tablette

Cuprum metallicum

Krampfartiges Aufstoßen; Krämpfe im Bauchraum. Übelkeit, Erbrechen mit Besserung durch Kalttrinken.

Dosierung: D6, 3 × täglich 1 Tablette

Lycopodium

Aufgetriebenes Abdomen mit deutlicher Verschlechterung nach dem Essen. Rasches Sättigungsgefühl. Patient kann am Leib nichts Enges vertragen. Chronische Hepatopathie.

Dosierung: D6, D12, 2–3 × täglich 1 Tablette

Robinia pseudoacacia

Sodbrennen, saures Aufstoßen, auch saures Erbrechen. Säuerlich riechende Stühle.

Dosierung: D4, D6, 2–3 × täglich 5 Tropfen

2. Ulkuskrankheit

Die Ulkuskrankheit ist nicht nur als Lokalerkrankung (Ventrikulum, Duodenum) zu verstehen, sondern muß ganzheitlich betrachtet werden. Zur längerfristigen Behandlung sind deshalb streng individuell gewählte Konstitutionsmittel notwendig → Seite 118.

Ulkuskrankheit

Symptomatik	Arzneimittel
Schwächegefühl	Acidum nitricum
Krampfartige Oberbauch-schmerzen	Bismutum subnitricum
Unverträglichkeit von Bier	Kalium bichromicum
Unverträglichkeit von Fettem und Alkohol	Mandragora e radice
Gereizter, unbeherrschter Patient	Semecarpus anacardium
Basismittel	Acidum formicicum

Acidum nitricum

Entzündliche Schleimhauterkrankungen mit Neigung zur Ulzeration; Mundwinkelragaden.   Magenbeschwerden mit Aufstoßen, Sättigungsgefühl.
Analfissur; Diarrhö, Hämorrhoidalleiden. Schwächegefühl.

Dosierung: D12, 2 × täglich 5 Tropfen

Bismutum subnitricum

Krampfartige Oberbauchschmerzen mit übelriechendem Aufstoßen. Schmerzen bis in die Schulterblätter ausstrahlend.
Schmerzlinderung durch Rückwärtsbeugen.

Dosierung: D6, 3 × täglich 1 Tablette

Kalium bichromicum

Unverträglichkeit von Bier, trotzdem Verlangen nach Alkohol. Übelkeit, saures Erbrechen, Kopfschmerzen.
Nach dem Essen Völlegefühl und brennende Magenschmerzen.

Dosierung: D6, D12, 2–3 × täglich 1 Tablette

Mandragora e radice

Krampfartige Magenschmerzen, die sich durch Essen bessern. Meteorismus; Obstipation.
<u>Unverträglichkeit von Genußmitteln und fetten Speisen.</u>
Cholezysto- und Hepatopathie.

Dosierung: D6, D12, 2–3 × täglich 1 Tablette

Semecarpus anacardium (Anacardium)

Nüchtern- und Spätschmerz, Besserung nach dem Essen; spastische Obstipation. Juckreiz der Haut mit Ekzem. <u>Gereizter, unbeherrschter Patient.</u>

Dosierung: D6, D12, 2–3 × täglich 1 Tablette

Acidum formicicum

Als <u>Basismittel</u>, auch zusätzlich zum individuell angezeigten Homöopathikum.

Dosierung: D12, 1–2 × wöchentlich 1 Ampulle s.c. am
Plexus solaris
D30, 1–2 × wöchentlich 5 Globuli

3. Gastroenteritis, Diarrhö

Anamnestisch ist nach dem Auslöser (»Folge von ...«) zu suchen (sogenanntes Schlüsselsymptom). Bei anhaltender Diarrhö ist eine Substitutionstherapie gerade beim älteren Menschen notwendig; eine chronische Diarrhö kann auch Symptom eines Malignoms sein.

Symptomatik	Arzneimittel
Brechdurchfall	Acidum arsenicosum
Zu üppiges Essen und Trinken	Antimonium crudum
Genuß- und Reizmittelabusus	Strychnos nux vomica
Kost- und Klimawechsel	Okoubaka
Morgendliche Diarrhö	Podophyllum peltatum
Diarrhö mit Inkontinenz	Aloe

Acidum arsenicosum (Arsenicum album)

Heftiger Brechdurchfall mit Gefahr der Demineralisation. Große Schwäche und Müdigkeit, der Patient ist ängstlich und unruhig. Verlangen nach kaltem Getränk.

Dosierung: D12, 3–4 × täglich 5 Tropfen

Antimonium crudum

Erbrechen infolge von Weingenuß und zu üppigem Essen (»Überladener Magen«). Das Erbrechen bringt keine Erleichterung. Weißlich belegte Zunge. Hornhaut- und Schwielenbildung an Fußsohlen und Handflächen.

Dosierung: D6, 3 × täglich 1 Tablette

Strychnos nux vomica (Nux vomica)

Krampfartige Bauchschmerzen, Sodbrennen, Neigung zu Erbrechen und Blähungen. Hämorrhoidalbeschwerden, Unverträglichkeit von Kaffee, Tabak und Alkohol sowie gewürzten Speisen.

Dosierung: D6, 3–4 × täglich 5 Tropfen

Okoubaka

Nahrungsmittelintoxikation; Brechdurchfall infolge von verdorbenen Speisen resp. Kost- und Klimaumstellung (Reisediarrhö).

Dosierung: D3, 3–4 × täglich 1 Tablette

Podophyllum peltatum

Morgendliche Diarrhö, reichlich schmerzlose Stühle; Hämorrhoidalbeschwerden bei Gefahr eines Rektumprolaps.

Dosierung: D4, D6, 3–4 × täglich 1 Tablette

Aloe

<u>Wässrig-schleimige Stühle</u>, klumpig, auch blutig tingiert. Abgang von reichlichen Winden mit <u>Inkontinenzneigung</u>.

Dosierung: D6, 3–4 × täglich 5 Tropfen

4. Obstipation

Das indizierte Homöopathikum ist kein sofort wirksames Laxans, sondern dient der Stuhlregulierung bei länger bestehender Obstipation (Ursache?). Diätetische Maßnahmen sind die Basistherapie.

Symptomatik	Arzneimittel
Atonische Obstipation	Aluminium oxydatum
Hepatogene Obstipation	Magnesium chloratum
Darmatonie durch Bettlägrigkeit	Opium
Spastische Obstipation	Plumbum metallicum

Aluminium oxydatum (Alumina)

Kleinkugeliger, <u>trockener Stuhl; kein Dranggefühl</u>. Auch weicher Stuhl kann nur schwer entleert werden (»Schmieren«).

Dosierung: D6, 3 × täglich 1 Tablette

Magnesium chloratum

Hellfarbene, bröckelige Stühle; <u>Hepatopathie</u>.

Dosierung: D6, 3 × täglich 1 Tablette

Obstipation

Opium

Obstipation ohne Dranggefühl, Folge eines psychischen Ereignisses (Schreck etc.). Darmatonie infolge längerer Bettlägerigkeit.

Dosierung: D12, 2 × täglich 5 Tropfen
D30, 1–2 × wöchentlich 5 Globuli

Plumbum metallicum

Obstipation mit Darmspasmen; schafkotartiger Stuhl.

Dosierung: D12, 2 × täglich 1 Tablette

XII Erkankungen von Leber, Galle und Pankreas

Bei Beachtung der Leitsymptomatik sind differentialtherapeutisch alle in diesem Kapitel genannten Homöopathika zu berücksichtigen. Jedwede Arzneimitteltherapie bedarf diätetischer Maßnahmen als Basisbehandlung.

1. Cholezystopathie → Seite 68
2. Hepatopathie → Seite 70
3. Pankreopathie → Seite 71

1. Cholezystopathie

Die hochakute Cholezystitis – zumal mit kolikartigen Schmerzen – ist nur bedingt homöopathisch zu behandeln; die Cholelithiasis ist unter dem Gesichtspunkt der probatorischen Steinabtreibung, insbesondere jedoch zur Behandlung der Steindiathese geeignet.

Symptomatik	Arzneimittel
Kolikartige Schmerzen, auch bei Steinleiden	Atropa belladonna und Hydrastis canadensis
Postcholezystektomie-Syndrom	Veronica virginica
Steinleiden, wechselnde Stühle	Berberis vulgaris
Steinleiden bei Hepatopathie	Lycopodium
Basismittel bei Steinleiden	Calculi biliarii

Hinweis: Vgl. auch → *Hepatopathie*, Seite 70

Cholezystopathie 69

Atropa belladonna (Belladonna)

Plötzlich einsetzende kolikartige Schmerzen; berührungsempfindliches Abdomen. Starke Geräusch- und Lichtempfindlichkeit.

Dosierung: D4, anfangs bis zu alle 2–3 Minuten 3 Tropfen

im Wechsel mit

Hydrastis canadensis

Krampfartige Oberbauchschmerzen mit Schwäche und Senkungsgefühl im Magen. Hellfarbene Stühle.

Dosierung: D3, anfangs bis zu alle 2–3 Minuten 3 Tropfen

Hinweis: Bei sezidivierenden Beschwerden 3 × täglich 5 Tropfen

Veronica virginica (Leptandra)

Subakutes Stadium einer Cholezystitis mit brennenden Schmerzen und übelriechenden Stühlen; Postcholezystektomie-Syndrom.

Dosierung: D4, 3 × täglich 1 Tablette

Berberis vulgaris

Übelkeit, Magendruck, Schmerzen stechender, brennender, drückender Art im Oberbauchbereich; Appetitlosigkeit. Neigung zur Steinbildung (Gallenblase, Nieren).

Dosierung: D6, 3 × täglich 1 Tablette

Lycopodium

Sättigungsgefühl nach wenigen Bissen, Hungergefühl unmittelbar nach dem Essen; saures Aufstoßen, Meteorismus; Unverträglichkeit von Druck am Abdomen. Kolikartige Schmerzen im rechten Oberbauch. Hepatopathie.

Dosierung: D6, D12, 2 × täglich 1 Tablette

Calculi biliarii

Als Basismittel bei Steinleiden; auch in Verbindung mit dem individuell gewählten Homöopathikum.

Dosierung: D12, 1–2 × täglich 1 Tablette

2. Hepatopathie

Hepatopathien – entzündliche und degenerative Krankheitsverläufe – können homöopathisch behandelt werden, wobei je nach Stadium der Erkrankung der Regulationstherapie Grenzen gesetzt sind (z. B. Zirrhose).

Symptomatik	Arzneimittel
Schmerzen bis zum rechten Schulterblatt ausstrahlend	Chelidonium majus
Oberbauchbeschwerden; Neigung zu Cholezystitis	Silybum marianum
Oberbauchschmerzen mit Völlegefühl	Flor de piedra
Neigung zu Diarrhö; Landkartenzunge	Taraxacum officinale
Metabolisch-toxische Lebererkrankung	Picrorhiza

Hinweis: Bei Leberzirrhose hat sich (palliativ) eine Mischung bewährt aus gleichen Teilen von
Aqua nucis vomicae
Aqua quassiae aa
Dosierung: 3 × täglich 15 Tropfen

Chelidonium majus

Belegte Zunge, bitterer Mundgeschmack, Schmerzen im Oberbauchbereich, die bis zum rechten Schulterblatt ausstrahlen. Obstipierter oder diarrhöischer Stuhl, gelblich gefärbt.

Dosierung: D4, 3 × täglich 1 Tablette

Pankreopathie 71

Silybum marianum (Carduus marianus)

Übelkeit, Erbrechen, Schmerzen mit Druckgefühl, auch kolikartig, im Oberbauch. Varicosis.

Dosierung: D2, D3, 3 × täglich 1 Tablette

Flor de piedra

Oberbauchbeschwerden mit Aufstoßen und Blähungen. Dysthyreose. Ekzem; Pruritus.

Dosierung: D6, 3 × täglich 1 Tablette

Taraxacum officinale

Druckschmerzen im Oberbauch. Abneigung gegen fette Speisen. Meteorismus. Belegte Zunge; Landkartenzunge.

Dosierung: D4, 3 × täglich 1 Tablette

Picrorhiza

Oberbauchbeschwerden mit Appetitlosigkeit und Obstipation; Müdigkeit. Ätiologisch: Entzündung, metabolisch toxisch bedingt.

Dosierung: D3, 3 × täglich 1 Tablette

3. Pankreopathie

Neben konsequenten diätetischen Maßnahmen (u. a. Alkohol- und Fettkarenz) ist die Homöotherapie vor allem bei chronifizierenden Verläufen angezeigt.

Symptomatik	Arzneimittel
Oberbauchschmerzen; Stearrhö	Eichhornia
Starke Säurebeschwerden	Iris versicolor
Brennende Schmerzen; rasche Ermüdbarkeit	Phosphorus

Eichhornia

Übelkeit, Völlegefühl, Blähungen mit Oberbauchschmerzen; fettige Stühle, auch Obstipation.

Dosierung: D3, 3 × täglich 1 Tablette

Iris versicolor

Übelkeit und Erbrechen von Saurem, kolikartige Schmerzen; fett glänzende und säuerlich riechende Stühle.
Hepatogene Migräne.

Dosierung: D6, 3 × täglich 1 Tablette

Phosphorus

Brenngefühl im Magen mit Verlangen nach häufigen (kleineren) Mahlzeiten; Flatulenz; weiche, geruchlose Stühle, die den Patienten schwächen. Obstipation.
Personotrope Symptomatik beachten.

Dosierung: D12, 2 × täglich 1 Tablette

XIII Erkrankungen der Nieren und ableitenden Harnwege

1. Zystitis/Pyelitis, akut → Seite 73
2. Zystitis/Pyelitis, chronisch → Seite 74
3. Harninkontinenz → Seite 76
4. Nephropathien → Seite 78

1. Zystitis/Pyelitis, akut

Harnwegsinfektionen imponieren mit einer signifikanten Bakteriurie und Leukozyturie bei unterschiedlicher klinischer Symptomatik. Die Homöotherapie kann auch mit einer eventuell notwendigen Chemo- oder Antibiotika-Therapie kombiniert werden.

Symptomatik	Arzneimittel
Akuter Harnwegsinfekt	Lytta vesicatoria
Harnwegsinfektion infolge von Nässe und Kälte	Solanum dulcamara
Infekt mit hochpathologischem Urinbefund	Mercurius corrosivus
Reizblasen-Syndrom	Pulsatilla pratensis
Zystitis infolge von Manipulation	Arnica montana

Hinweis: Vgl. auch → *Zystitis/Pyelitis, chronisch*, Seite 74

Lytta vesicatoria (Cantharis)

Akuter Harnwegsinfekt mit Dysurie und Pollakisurie; sehr starke und brennende Schmerzen. Typischer Urinbefund.

Dosierung: D6, anfangs bis zu stündlich 3 Tropfen

Solanum dulcamara (Dulcamara)

Akuter Harnwegsinfekt, auch Reizblase infolge von Nässe und Kälte, als Folge von raschem Temperaturwechsel (von warm nach kalt). Schmerzhaftes, gehäuftes Wasserlassen; klopfschmerzhaftes Nierenlager.

Dosierung: D6, anfangs bis zu stündlich 3 Tropfen

Mercurius corrosivus

Harnwegsinfekt mit krampfartigen Schmerzen; Abgang von schleimig-eitrigem Urin. Fieber mit nächtlichen Schweißausbrüchen.

Dosierung: D6, 3 × täglich 1 Tablette

Pulsatilla pratensis

Reizblase, rezidivierende Harnwegsinfekte auch als Folge von Unterkühlung (z. B. infolge von kalten und nassen Füßen). Vermehrter Harndrang mit krampfartigen Schmerzen, bis zu den Oberschenkeln ausstrahlend.

Dosierung: D6, anfangs bis zu stündlich 3 Tropfen

Arnica montana

Harnwegsinfekt infolge von Manipulation wie Katheterisierung oder auch traumatischer Schädigung (postoperativ).

Dosierung: D6, 3 × täglich 5 Tropfen

Hinweis: Zur Nachbehandlung nach einer Antibiotika-Therapie eignet sich Sulfur D30 (5 Tropfen als Einmalgabe).

2. Zystitis/Pyelitis, chronisch

Die Behandlung chronisch rezidivierender Verläufe von Harnwegsinfektionen sind eine wichtige Domäne für die Homöotherapie, wobei eine mechanische Abflußbehinderung ggf. chirurgisch zu sanieren ist. Zur längerfristi-

Zystitis/Pyelitis, chronischn

gen Behandlung sind konstitutiotrope Homöopathika notwendig, vgl. → Seite 118.

Symptomatik	Arzneimittel
Zustand nach akutem Harnwegsinfekt	Solidago virgaurea
Dumpfe Schmerzen im Nierenlager	Chimaphila umbellata
Chronisch rezidivierende Harnwegsinfekte	Fabiana imbricata
Stechende Schmerzzustände	Acidum nitricum
Chronische Schleimhauterkrankung	Thuja occidentalis

Solidago virgaurea

Zustand nach Harnwegsinfekt, rezidivierendes Auftreten von Infekten nach Absetzen des Chemotherapeutikums; zur »Terrain-Sanierung«.

Dosierung: D2, 3 × täglich 5 Tropfen (4–6–8 Wochen)

Chimaphila umbellata

Verstärkter Harndrang mit Brennschmerz während und nach der Miktion. Dumpfe Schmerzen im Nierenlager. Schleimiger, übelriechender Harn.

Dosierung: D3, 3 × täglich 5 Tropfen

Fabiana imbricata

Chronifizierende Harnwegsinfekte mit rezidivierenden Schüben akuter Entzündungen, auch bei Nephrolithiasis. Oftmals blande Symptomatik. Versuch bei beginnender Niereninsuffizienz.*

Dosierung: D4, 3 × täglich 5 Tropfen

---

* Zur Differentialtherapie vgl. *Spezialliteratur*

Acidum nitricum

Stechende Schmerzen in der Harnröhre und am Genitale (»Splitterschmerz«) bei pathologischem Urinstatus (Erythrozyten, Leukozyten; Eiweiß, Zylinder). Urin dunkel, übelriechend. Starker Schweißgeruch; Schwächegefühl.

Dosierung: D6, D12, 2 × täglich 5 Tropfen

Thuja occidentalis

Chronisch rezidivierende Harnwegsinfektionen, oft mit blander Symptomatik. Neigung zu Infekten der Atemwege (Sinusitis, Bronchitis) und der Harnwege bei deutlicher Unverträglichkeit und Abneigung gegen Kälte und Nässe.
Häufiger Nebenbefund: Warzen, seborrhoischer Hautstatus.

Dosierung: D12, 2 × täglich 5 Tropfen

Hinweis: Als Zwischenmittel eignet sich Medorrhinum D30 (5 Tropfen im Abstand von 4 Wochen, insgesamt 3 ×) sowie abschließend D200.

3. Harninkontinenz

Die Harninkontinenz kann Symptom verschiedener Störungen sein (z. B. Streß-, Urge- oder Überlaufinkontinenz). Je nach Ausbreitung ist eine operative Intervention nicht zu umgehen.
Die Homöotherapie versteht sich als konservativer Therapieversuch.

Harninkontinenz

Symptomatik	Arzneimittel
Urinabgang bei Erschütterungen	Causticum
Unwiderstehlicher Harndrang, Reizblase	Petroselinum
Blasenschwäche bei Prostatahyperplasie	Conium maculatum
Blasenschwäche bei Senkungsbeschwerden	Sepia

Hinweis: Vgl. auch → *Erkrankungen der männlichen und weiblichen Genitalorgane*, Seite 79 und 83

Causticum

Harninkontinenz, unwillkürlicher Harnabgang bei Husten und Niesen sowie beim Gehen.

Dosierung: D4, D6, 3 × täglich 1 Tablette

Petroselinum

Unwiderstehlicher Harndrang; kann den Urin nicht halten, wobei nur kleine Mengen ausgeschieden werden. Reizblase.

Dosierung: D6, 3 × täglich 5 Tropfen

Conium maculatum

Blasenschwäche bei Prostatavergrößerung; Restharnbildung mit rezidivierenden Blasenentzündungen.
Allgemeine Zeichen der Alterung; Arteriosklerose, Regression im Physischen und Psychischen.

Dosierung: D12, 2 × täglich 5 Tropfen
D30, 1–2 × wöchentlich 5 Globuli

Sepia

Blasenschwäche bei Senkungsbeschwerden mit Prolapsgefühl. Rezidivierende Entzündungen der Harnwege.

Dosierung: D12, 2 × täglich 5 Tropfen
D30, 1–2 × wöchentlich 5 Globuli

Hinweis: **Gelsemium D4** und **Oleander D4** jeweils 2 bis 3 × täglich 5 Tropfen im Wechsel als bewährte Kombination zur Behandlung der Harninkontinenz (nach *W. Quilisch*).

4. Nephropathien

Glomeruläre und tubuläre Nierenerkrankungen manifestieren sich aufgrund unterschiedlichster Ätiologie und Pathogenese in verschiedenste Krankheitsbilder.
Die homöopathische Behandlung (auch als Adjuvans!) setzt eine fachärztliche Diagnostik und Verlaufskontrolle voraus. Zur längerfristigen Behandlung sind *konstitutiotrope* Homöopathika notwendig (Seite 118).

Symptomatik	Arzneimittel
Starke Ödembildung	Apis mellifica
Beginnende Urämie	Cuprum arsenicosum
Chronische Nephropathie	Phosphorus

Apis mellifica

Ödembildung; Oligurie; Harn eiweiß- und zylinderhaltig. Kopfschmerzen; Übelkeit; Erbrechen. Auffallende Durstlosigkeit.

Dosierung: D6, 3 × täglich 5 Tropfen

Cuprum arsenicosum

Ödeme; Oligurie; blaß-zyanotische Haut; Müdigkeit. Beginnende Urämie.

Dosierung: D6, 2 × täglich 1 Tablette

Phosphorus

Chronische Nephropathie; Albuminurie, Blutungen (hämorrhagische Diathese).

Dosierung: D12, 2 × täglich 5 Tropfen

XIV Erkrankungen der männlichen Genitalorgane

Bei entzündlichen Erkrankungen der Genitalorgane ist die Homöopathie vor allem in den subakuten und chronischen Stadien angezeigt (Diagnostik!). Dies gilt auch für die Stadien I und II der Prostatahyperplasie (Cave: Karzinom).

1. Prostatitis, Epididymitis

Die Homöotherapie konkurriert nicht mit einer eventuell notwendigen Antibiotikatherapie! Zu Beginn der Erkrankung oder im akuten Geschehen (dann als Adjuvans) kann folgende Mischinjektion i.v. oder i.m. appliziert werden:

Zur Initialtherapie: Lachesis D12
Echinacea D4
Pyrogenium D30 aa

danach: Lachesis D12
Echinacea D4
Mercurius solubilis D12 aa

2 × täglich 1 Ampulle/die bis zum Abklingen der Akutsymptomatik (längstens 10 Tage!).
Aus biologischer Sicht eignen sich Homöopathika (siehe unten) zur Nachbehandlung im Sinne einer Schleimhautsanierung.

Hinweis: Venerische Erkrankungen erfordern eine spezifische Antibiotika-Therapie!

Symptomatik	Arzneimittel
Anfallsweise erschwertes Wasserlassen	Pareira brava
Kälte- und Nässeüberempfindlichkeit	Pulsatilla pratensis
Schmerzhafte Hodenschwellung	Clematis recta
Rezidivierende Infekte	Thuja occidentalis

Pareira brava

Schmerzen im Urogenitalbereich mit anfallsweise erschwertem Wasserlassen; dunkler Urin.

Dosierung: D4, 3 × täglich 5 Tropfen

Pulsatilla pratensis

Schmerzhafte Schwellung und Druckgefühl im Dammbereich bei gehäuftem Wasserlassen; starker Harndrang. Milchiges Prostatasekret.

Dosierung: D4, D6, 3 × täglich 5 Tropfen

Clematis recta

Schmerzhafte Schwellung, auch im Verlauf der Samenstränge. Dünner Harnstrahl, die Blase kann nicht vollständig entleert werden.

Dosierung: D4, D6, 3 × täglich 5 Tropfen

Thuja occidentalis

Rezidivierende Entzündungen; deutliche Verschlechterung durch Kälte und Nässe.
Allgemeine Infektneigung; Sinu-Bronchitis.

Dosierung: D12, 2 × täglich 5 Tropfen

2. Prostatahyperplasie

Differentialtherapeutisch sind auch die unter Prostatitis, Epididymitis genannten Homöopathika zu berücksichtigen.

Symptomatik	Arzneimittel
Harnabflußbehinderung	Serenoa repens
Schmerzhafter, vergeblicher Harndrang	Digitalis purpurea
Rezidivierende Entzündungen	Populus tremuloides
Prostatavergrößerung	Magnesium jodatum
Typische Zeichen des Alterungsprozesses	Barium carbonicum

Serenoa repens (Sabal serrulatum)

Harnabflußstörung; leichte Schmerzen im Dammbereich. Nächtlicher Harndrang, es geht nur eine geringe Harnmenge ab.

Dosierung: D2, 3 × täglich 5 Tropfen

Digitalis purpurea

Verzögerte Harnentleerung, Harndrang ist schmerzhaft. Restharnbildung.

Dosierung: D3, 3 × täglich 5 Tropfen

Hinweis: Serenopa repens und Digitalis purpurea können auch im täglichen Wechsel gegeben werden (n. W. Quilisch).

Populus tremuloides

Rezidivierende Entzündungen mit brennenden Schmerzen beim Wasserlassen; verzögerte Harnentleerung. Restharnbildung.

Dosierung: D2, 3 × täglich 5 Tropfen

Magnesium jodatum

Prostatahyperplasie; ältere Patienten mit Allgemeinsymptomen wie Vergeßlichkeit, nachlassende Leistungsfähigkeit.

Dosierung: D6, 2 × täglich 1 Tablette

Barium carbonicum

Prostatahyperplasie; typische Zeichen des arteriosklerotisch bedingten Alterungsprozesses.

Dosierung: D12, 2 × täglich 1 Tablette

XV Erkrankungen der weiblichen Genitalorgane*

1. Senium → Seite 83
2. Lageveränderung des Genitale → Seite 83
3. Kolpitis → Seite 85

1. Senium

Das Senium kennzeichnet den Abschluß der Wechseljahre. Durch den bestehenden Östrogenmangel sind Atrophie und Schrumpfung die Hauptsymptome, was sich in mehreren, aber typischen klinischen Erscheinungsbildern (vgl. die jeweiligen Kapitel) widerspiegelt:

Degenerativer Rheumatismus → Seite 87
Deszensus → Seite 83
Fluor vaginalis → Seite 85
Harninkontinenz → Seite 76
Kolpitis senilis → Seite 85
Pruritus vaginalis → Seite 85

2. Lageveränderung des Genitale

Lageveränderungen des weiblichen Genitale manifestieren sich als Descensus uteri, partieller Uterusprolaps und Totalprolaps. Je nach Ausprägung und Beschwerden gibt es fließende Übergänge zwischen konservativer Behandlung und chirurgischer Intervention.

Aus homöotherapeutischer Sicht können die folgenden Arzneimittel eingesetzt werden:

---

* Vgl. auch Gynäkologisch-geburtshilfliche Praxis der Homöopathie, 2. Auflage, Hippokrates, Stuttgart 1995

Symptomatik	Arzneimittel
Erschlaffung der Bänder	Fraxinus americana
Wirbelsäulenschmerzen	Helonias dioica
Ausstrahlende Schmerzen	Lilium tigrinum
Starkes Senkungsgefühl	Sepia
Allgemeiner Schwächezustand	Stannum metallicum

Fraxinus americana

Senkungsbeschwerden mit Gefühl von Schwere im Unterleib; Myom. Starker, wäßriger Fluor vaginalis. Hitzewallungen, depressive Verstimmung.

Dosierung: D3, 2–3 × täglich 5 Tropfen

Helonias dioica

Senkungsbeschwerden mit starken Wirbelsäulenschmerzen. Abgearbeitete Patientin mit Besserung durch Umgebungswechsel.

Dosierung: D4, 2–3 × täglich 5 Tropfen

Lilium tigrinum

Senkungsbeschwerden mit ausstrahlendem Schmerz in Vulva und Ovarien; Beschwerden verschlechtern sich deutlich im Stehen.
Reizbare, zu Depressionen neigende Patientin, sexuell sehr aktiv. Kreislauflabilität mit Tachykardien.

Dosierung: D6, 2–3 × täglich 5 Tropfen

Sepia

Senkungsbeschwerden mit ausgeprägtem Gefühl des nach Untendrängens; Ptose und Schwäche des Bindegewebes. Abneigung gegen Kohabitation.

Dosierung: D6, D12, 2 × täglich 1 Tablette

Stannum metallicum

<u>Senkungsbeschwerden bei allgemeiner Schwäche und Kraftlosigkeit.</u> Erschöpfte Patientinnen; rezidivierende Atemwegserkrankungen.

Dosierung: D12, 2 × täglich 1 Tablette

3. Kolpitis

Die entzündliche Reaktion der Vaginalhaut hat als typisches Leitsymptom den Fluor vaginalis; je nach Keimspektrum hat die antibiotische Therapie Vorrang. Die östrogenmangelbedingte Schleimhautschwäche kann mit nachstehenden Homöopathika behandelt werden:

Symptomatik	Arzneimittel
Trockene, entzündlich gereizte Vaginalschleimhaut	Atropa belladonna
Schleimhautulzeration	Acidum nitricum
Zäh-klebriger Fluor vaginalis	Natrium tetraboracicum
Dünnflüssiger, wundmachender Fluor vaginalis	Kreosotum
Juckender, scharfer Fluor vaginalis	Lilium tigrinum

Hinweis: Das indizierte Homöopathikum kann in Tablettenform auch zur Lokalbehandlung als Vaginaltablette verwendet werden (Arzneistoffträger: Laktose). Die Patientin muß darüber entsprechend informiert werden!

Atropa belladonna (Belladonna)

<u>Vaginalschleimhaut sehr trocken und entzündlich gereizt;</u> starkes Hitzegefühl mit Hyperästhesie.

Dosierung: D6, D12, 2–3 × täglich 1 Tablette

Acidum nitricum

Blutiger, scharfer Fluor, wie Fleischwasser; Splitterschmerz, Neigung zu Schleimhautulzera.

Dosierung: D6, D12, 2–3 × täglich 5 Tropfen

Natrium tetraboracicum (Borax)

Scharfer, zäh-klebriger Fluor vaginalis mit brennenden Schmerzen; zur Zeit der Ovulation oft verstärkt.

Dosierung: D4, D6, 2–3 × täglich 1 Tablette

Kreosotum

Oft im Zusammenhang mit einer Entzündung (Vulvitis). Wundmachender, scharfer Fluor vaginalis mit Brennen beim Wasserlassen. Vulva entzündlich geschwollen mit starkem Pruritus.

Dosierung: D6, D12, 2–3 × täglich 5 Tropfen

Lilium tigrinum

Juckender, scharfer Fluor vaginalis, von gelb-grüner Farbe, stark riechend. Oft sind Mykosen die Ursache.

Dosierung: D6, D12, 2–3 × täglich 5 Tropfen

XVI Rheumatische Erkrankungen*

1. Degenerative Gelenkerkrankungen → Seite 87
2. Wirbelsäulenerkrankungen → Seite 89
3. Osteoporose → Seite 90
4. Weichteilrheumatismus → Seite 92
5. Gicht → Seite 94

1. Degenerative Gelenkerkrankungen

Bewegungsschmerz mit typischem Anlauf- und Ermüdungsschmerz sowie Funktionseinschränkung ohne systemische Entzündungszeichen sind charakteristisch; die aktivierte Arthrose zeigt lokale Entzündungszeichen.

Symptomatik	Arzneimittel
Aktivierte Arthrose	Filipendula ulmaria
Rheumatoide Gelenkschmerzen mit Gefühl der Steifigkeit	Rhus toxicodendron
Gelenkschmerzen bei Wetterwechsel, »tiefsitzende« Schmerzen	Rhododendron
Hüft- und Kniegelenkschmerzen	Harpagophytum procumbens
Gelenkschmerzen, Bewegungseinschränkung, Deformierung	Causticum

Hinweis: Das Homöopathikum kann zu Behandlungsbeginn und bei starken Schmerzen auch als Quaddeltherapie am locus dolendi eingesetzt werden (2–3 × wöchentlich; eine Kombination mit einem Lokalanästhetikum ist möglich).

* Vgl. auch Rheumatologisch-orthopädische Praxis der Homöopathie, Hippokrates, Stuttgart 1989

Filipendula ulmaria (Spiraea ulmaria)

Aktivierte Arthrose mit reißenden Schmerzen.
Typisches Begleitsymptom sind die starken Schweiße.
Verschlechterung durch Feuchtigkeit.

Dosierung: D3, D6, 3–4 × täglich 5 Tropfen

Rhus toxicodendron

Rheumatoide Gelenkschmerzen mit dem Gefühl der Steifigkeit; auslösend bzw. verschlimmernd sind Durchnässung, Unterkühlung sowie traumatische Ereignisse (Überanstrengung etc.).
Verschlechterung in Ruhe sowie nachts, Besserung durch fortgesetzte Bewegung sowie durch Wärmeapplikation.

Dosierung: D12, 2–3 × täglich 5 Tropfen

Rhododendron

Schwellung und Rötung der Gelenke mit heftigen, ziehenden Schmerzen; Schwäche und Schweregefühl sowie Ameisenlaufen. Auch »tiefsitzende« Schmerzen an Periost oder Aponeurosen. Auffallendes Begleitsymptom ist ein übelriechender Urin mit Schmerzen in der Harnröhre bei gehäuftem Wasserlassen.
Verschlechterung über Nacht bis zum Morgen sowie durch Wetterwechsel, Nässe und vor Gewitter.

Dosierung: D6, D12, 3 × täglich 5 Tropfen

Harpagophytum procumbens

Gelenkschmerzen, insbesondere der Hüft- und Kniegelenke.

Dosierung: D4, D6, 3 × täglich 5 Tropfen

Causticum

Schmerz, Bewegungseinschränkung, Deformierung. Gefühl von Anspannung und Verkürzung an Sehnen und Muskeln, auch anfallsweise auftretende Schmerzen.

Verschlechterung bei kaltem, trockenem Wetter, mit Besserung bei Regen.

Dosierung: D4, D6, 3 × täglich 1 Tablette

2. Wirbelsäulenerkrankungen

Bewegungstherapie und physikalische Behandlung sind notwendige Voraussetzung, wobei Homöopathika auch zur Schmerzlinderung eingesetzt werden können.

Symptomatik	Arzneimittel
Verspannungen der Nackenmuskulatur mit Kopfschmerzen	Actaea racemosa
HWS-Syndrom	Lachnanthes tinctoria
Nackensteifigkeit mit dumpfen Kopfschmerzen	Gelsemium sempervirens
Schmerzen im LWS- und Sakralbereich	Aesculus hippocastanum
Kokzygodynie	Castor equi

Hinweis: Das Homöopathikum kann zu Behandlungsbeginn und bei starken Schmerzen auch als Quaddeltherapie am locus dolendi eingesetzt werden (2–3 × wöchentlich; eine Kombination mit einem Lokalanästhetikum ist möglich).

Actaea racemosa (Cimicifuga)

Migräneartige Kopfschmerzen, auch mit Sehstörungen und Schwindelgefühl, Verspannungen der Nackenmuskulatur; große Wetterempfindlichkeit.
Verschlechterung durch naßkaltes Wetter mit Besserung durch Wärmeanwendung.

Dosierung: D6, anfangs bis zu stündlich 3 Tropfen, bei eintretender Besserung 3 × täglich 5 Tropfen

Lachnanthes tinctoria

<u>Nackensteifigkeit und Schmerzen mit Bewegungsverschlechterung.</u> Kältegefühl oder kalte Schweiße im Nakken-Schulterbereich.

Dosierung: D4, 3 × täglich 5 Tropfen

Gelsemium sempervirens

<u>Schmerzen und Steifigkeit im Nacken mit dumpfen Kopfschmerzen.</u> Allgemeine Müdigkeit und Benommenheit; druckempfindliche Halswirbelkörper.
Verschlechterung durch Bewegung oder Erschütterung.

Dosierung: D6, D12, 3 × täglich 5 Tropfen

Aesculus hippocastanum

<u>Wandernde, tiefsitzende Schmerzen im Lumbal- und Sakral-Bereich.</u>
Verschlechterung nach dem Schlaf sowie durch Gehen und im Stehen.

Dosierung: D4, D6, anfangs bis zu stündlich 5 Tropfen, bei eintretender Besserung 3 × täglich 5 Tropfen

Castor equi

<u>Schmerzen am Steißbein</u>, auch nicht-traumatischer Ätiologie.

Dosierung: D4, D6, 3 × täglich 1 Tablette

3. Osteoporose

Die Mineralisationsminderung des knöchernen Skeletts ruft teilweise akute Schmerzzustände hervor. Die Homöopathika eignen sich auch für eine längerfristige Behandlung, vor allem zur Schmerzlinderung; ihre Anwendung erfolgt aber nicht im Sinne einer oralen Kalzium-Substitution.

Symptomatik	Arzneimittel
Osteoporotische Schmerzen	Calcium carbonicum
Neigung zu pathologischen Frakturen	Calcium fluoratum
Osteoporotische Schmerzen; Zustand nach Fraktur	Calcium phosphoricum
Knochen- und Gelenkschmerzen	Strontium carbonicum
Osteoporose	Acidum silicicum

Hinweis: Die Arzneimittel können auch als Quaddeltherapie in Kombination mit einem Lokalanästhetikum eingesetzt werden (2–3 × wöchentlich).

Calcium carbonicum

Osteoporotische Schmerzen, Knochen- und Gelenkschmerzen. Phänotypisch eher pastöse, träge Patienten.

Dosierung: D12, 2 × täglich 1 Tablette

Calcium fluoratum

Osteoporotische Schmerzen; Neigung zu Frakturen, Versuch auch bei Knochenschmerzen durch Metastasen. Phänotypisch hastig, fahrig wirkende Patienten mit Bindegewebsschwäche (»eingesunkenes Aussehen«).

Dosierung: D12, 2 × täglich 1 Tablette

Calcium phosphoricum

Osteoporotische Schmerzen, Zustand nach Fraktur, metastatisch bedingte Knochenschmerzen. Phänotypisch eher nervöse, schwache leicht ermüdende Patienten.

Dosierung: D12, 2 × täglich 1 Tablette

Strontium carbonicum

<u>Osteoporotische Schmerzen, Knochen- und Gelenkschmerzen.</u> Phänotypisch arteriosklerotische Patienten mit Hypertonieneigung und psychischer Verstimmung.

Dosierung: D12, 2 × täglich 1 Tablette

Acidum silicicum (Silicea)

<u>Osteoporotische Schmerzen.</u> Phänotypisch eher schwacher, depressiver, »starrer« Patient.

Dosierung: D12, 2 × täglich 1 Tablette

Hinweis: Acidum silicicum D30, 1 × wöchentlich 1 Tablette auch als Zwischengabe zusätzlich zu den obengenannten Homöopathika.

4. Weichteilrheumatismus

Unter dem Begriff des extraartikulären Rheumatismus (Weichteilrheumatismus) wird eine Vielzahl unterschiedlichster Erkrankungen subsummiert. Klinisch-therapeutisch hat es sich bewährt, daß zur Definition Schmerzphänomene den anatomischen Weichteilsubstraten zugeordnet werden.

Symptomatik	Arzneimittel
Stechende Schmerzen, ausgeprägte Bewegungsverschlechterung	Bryonia cretica
Nächtliche LWS-Schmerzen mit Ischialgien	Strychnos nux vomica
Folgen von Durchnässung und Unterkühlung	Rhus toxicodendron
Lumboischialgie mit starken Parästhesien	Gnaphalium polycephalum

Bryonia cretica

Stechende Schmerzen mit starken Muskelverspannungen, Verschlimmerung durch jegliche Bewegung.
Zumeist Folge von Unterkühlung. Besserung durch Ruhigstellung und Gegendruck auf den schmerzenden Bereich.

Dosierung: D3, D4, anfangs bis zu stündlich 3 Tropfen, bei eintretender Besserung 3 × täglich 5 Tropfen

Strychnos nux vomica (Nux vomica)

Starke Schmerzen, kann sich im Bett erst umdrehen, nachem er sich aufgerichtet hat (»als wolle das Kreuz brechen«). Schmerzen in die Beine ausstrahlend. Verschlechterung nachts, durch geringste Zugluft, mit Besserung durch Wärme.

Dosierung: D4, D6, anfangs bis zu stündlich 3 Tropfen, bei eintretender Besserung 3 × täglich 5 Tropfen

Hinweis: Bei Lumbago können beide Arzneimittel auch im Wechsel eingesetzt werden.

Rhus toxicodendron

Folgen von Überanstrengung oder Zerrung, auch durch thermische Einflüsse (Kälte, Nässe).
Besserung durch lokale Wärme und Massage.

Dosierung: D12, anfangs bis zu stündlich 3 Tropfen, bei eintretender Besserung 2 × täglich 5 Tropfen

Gnaphalium polycephalum

Lumboischialgie mit ausgeprägten Parästhesien. Besserung in Ruhe.

Dosierung: D4, D6, 3 × täglich 5 Tropfen

5. Gicht

Anfallsartige Schmerzen mit Rötung und Schwellung nur eines Gelenks (zumeist Großzehengrundgelenk = Podagra). Je nach Symptomatik unterscheidet auch die Homöotherapie zwischen einer Behandlung im akuten Gichtanfall und im beschwerdefreien Intervall. Die Senkung einer Hyperurikämie mit Homöopathika ist zusammen mit diätetischen Maßnahmen oftmals möglich.

Akuter Gichtanfall

Symptomatik	Arzneimittel
Plötzlich einsetzende Schmerzen und Entzündung	Atropa belladonna
Gelenkschwellung mit großer Berührungsempfindlichkeit	Apis mellifica
Überwärmung, Schwellung, dunkle Rötung	Colchicum autumnale

Atropa belladonna (Belladonna)

<u>Plötzlich einsetzende Schmerzen, oft auch anfallsweise auftretend.</u> Stark gerötetes, überwärmtes Gelenk mit großer Berührungsempfindlichkeit.

Dosierung: D6, anfangs bis zu stündlich 1 Tablette, bei eintretender Besserung 3 × täglich 1 Tablette

Apis mellifica

<u>Teigige, rötlich-livide Gelenkschwellung mit brennenden Schmerzen,</u> Berührungsempfindlichkeit. Besserung durch lokale Kälteanwendung.

Dosierung: D6, anfangs bis zu stündlich 3 Tropfen, bei eintretender Besserung 3 × täglich 5 Tropfen

Gicht

Colchicum autumnale

Überwärmung, Schwellung, dunkle Rötung des Gelenks mit lähmungsartiger Schwäche der Extremität, oft auch Parästhesien.

Auffallende Begleitsymptome sind die Wetterfühligkeit sowie eine starke Geruchsempfindlichkeit.

Dosierung: D6, anfangs bis zu stündlich 3 Tropfen, bei eintretender Besserung 3 × täglich 5 Tropfen

Intervallbehandlung

Symptomatik	Arzneimittel
Rezidivierende Gichtanfälle	Acidum benzoicum
Hyperurikämie, Hepatopathie	Adlumia fungosa
Hyperurikämie	Perilla ocymoides

Acidum benzoicum

Anamnestisch bekannte Gichtanfälle, uncharakteristische Gelenkschmerzen, Gichttophie.

Dosierung: D4, 3 × täglich 5 Tropfen

Adlumia fungosa

Hyperurikämie, Hepatopathie mit erhöhten Transaminasen, Fettstoffwechselstörung.

Dosierung: D3, 3 ×täglich 5 Tropfen

Perilla ocymoides

Zur Senkung erhöhter Harnsäurewerte.

Dosierung: D3, 3 × täglich 5 Tropfen

XVII Erkrankungen der Haut

1. Bakterielle Hauterkrankungen → Seite 96
2. Virale Hauterkrankungen → Seite 100
3. Ekzemkrankheiten → Seite 101
4. Benigne Hauttumoren → Seite 104
5. Proktologische Erkrankungen → Seite 106
6. Hautschäden und Hautverletzungen → Seite 108

1. Bakterielle Hauterkrankungen

Je nach therapeutischen Erfahrungen und Schwere des Krankheitsbildes (z. B. Phlegmone) ist zusätzlich zur Homöotherapie eine antibiotische Behandlung notwendig:

Folgende Indikationen werden besprochen:

- Erysipel
- Furunkel, Karbunkel, Phlegmone

Erysipel

Akute Infektion in den Lymphspalten des oberen Koriums durch β-hämolysierende Streptokokken der Gruppe A, seltener durch Staphylococcus aureus.
Das Krankheitsbild stellt eine Grenze für die Homöotherapie dar; eine Begleit- und Nachbehandlung ist sinnvoll.

Symptomatik	Arzneimittel
Beginnende Entzündungssymptomatik	Atropa belladonna
Ödematöse Schwellung	Apis mellifica
Hochentzündlicher Prozeß mit Sepsis-Neigung	Lachesis mutus

Atropa belladonna (Belladonna)

Rötung und Überwärmung der Haut mit rasch progredienter Entzündungssymptomatik; stechende Schmerzen bei großer Berührungsempfindlichkeit.

Dosierung: D6, anfangs bis zu stündlich 3 Tropfen oder 1 Tablette

Apis mellifica

Ödematöse Schwellung, hellrote bis blasse Hautfarbe. Gefühl von brennender Hitze mit großer Berührungsempfindlichkeit der betroffenen Hautareale.
Besserung durch Kälteanwendung.

Dosierung: D6, 3–4 × täglich 5 Tropfen

Lachesis mutus

Stark entzündlicher Prozeß mit livider Hautverfärbung bei typischen Entzündungszeichen. Reduziertes Allgemeinbefinden mit Neigung zur Septikämie.

Dosierung: D12, 2–3 × täglich 5 Tropfen

Hinweis: Beim Erysipel hat sich folgende Mischinjektion i.v. bewährt (auch zusätzlich zum Antibiotikum):
Zur Initialtherapie:
Lachesis D12
Echinacea D4
Pyrogenium D30 aa
danach:
Lachesis D12
Echinacea D4
Mercurius solubilis D12 aa
2 × täglich 1 Ampulle bis zum Abklingen der Akutsymptomatik (maximal 10 Tage!)

Furunkel, Karbunkel, Phlegmone

Tiefe bakterielle, abszedierende Entzündung, meist durch Staphylococcus aureus verursacht. Die genannten Homöopathika sind bei entzündlichen Prozessen differentialtherapeutisch zu berücksichtigen.

Die Phlegmone ist eine abszedierende Infektion mit diffuser Ausbreitung in tiefe Hautschichten entlang der Faszien, Sehnen und Muskulatur. Das Krankheitsbild stellt eine Grenze für die Homöopathie dar!

Symptomatik	Arzneimittel
Beginnende Entzündungssymptomatik	Atropa belladonna
Entzündungsprozeß mit Eiterungstendenz	Mercurius solubilis
Abszedierende Entzündung	Hepar sulfuris
Abszeßreifung	Myristica sebifera
Hochakuter Eiterungsprozeß	Calcium sulfuricum
Entzündungsprozeß mit Sepsis-Neigung	Lachesis mutus
Rezidivierende chronische Eiterung	Acidum silicicum

Hinweis: Je nach Lokalisation bewähren sich zur externen Behandlung Kompressen mit verdünnter Echinacea-Urtinktur (1:10) und anschließend Auftragen von Calendula-Salbe.

Atropa belladonna (Belladonna)

Rötung und Überwärmung der Haut mit rasch progredienter Entzündungssymptomatik; stechende Schmerzen bei großer Berührungsempfindlichkeit.

Dosierung: D6, anfangs bis stündlich 3 Tropfen oder 1 Tablette

Mercurius solubilis

Übelriechende Sekretion bei regionärer Lymphangitis; nächtlicher, übelriechender Schweiß; auch subfebrile Temperaturen.
Krankheits- und Schwächegefühl.

Dosierung: D12, 2 × täglich 1 Tablette

Hepar sulfuris

Abszedierende Entzündung, übelriechende Eiterbildung mit starken Schmerzen bei ausgeprägter Berührungsempfindlichkeit.
Bei schlechter Heilungstendenz. Zur Anregung der Granulation.

Dosierung: D6, 3–4 × täglich 1 Tablette;
D12, 2 × täglich 1 Tablette (zur Abheilung)

Myristica sebifera

Zur Beschleunigung der spontanen Abszeßeröffnung (»Homöopathisches Messer«).

Dosierung: D3, 4–5 × täglich 3 Tropfen (bis zur Eröffnung)

Calcium sulfuricum

Nach Eröffnung anhaltender Eiterabfluß, eher dickflüssig; keine Tendenz zur Granulation.
Auch bewährt bei peritonsillären und periproktischen Abszessen (nach Eröffnung).

Dosierung: D4, 3–4 × täglich 1 Tablette

Lachesis mutus

Stark entzündlicher Prozeß mit livider Hautverfärbung bei typischen Entzündungszeichen. Reduziertes Allgemeinbefinden mit Neigung zur Septikämie.

Dosierung: D12, 2–3 × täglich 5 Tropfen

Acidum silicicum (Silicea)

Rezidivierende, eiternde Entzündungen bei geringer Virulenz; Neigung zur Fistelbildung, übelriechende Sekretion. Allgemeine Verschlechterung durch Kälte und Nässe.

Dosierung: D12, 1–2 × täglich 1 Tablette

2. Virale Hauterkrankungen

Herpes zoster

Der Herpes zoster ist eine Zweitinfektion mit dem Varizellen-Zoster-Virus. Die Wirkungsprofile der Homöopathika umfassen sowohl das akute Stadium wie auch die Zosterneuralgie, so daß sie zusammenfassend besprochen werden.

Symptomatik	Arzneimittel
Heftige Brennschmerzen	Acidum arsenicosum
Bläschen mit hellem Sekret	Daphne mezereum
Bläschen mit blutiger Sekretion; Interkostalschmerzen	Ranunculus bulbosus
Eitrige Herpesbläschen	Rhus toxicodendron
Schwere Zosterneuralgie	Luesinum-Nosode

Acidum arsenicosum (Arsenicum album)

Herpetiform angeordnete Bläschen mit heftigen Brennschmerzen bei nächtlicher Verschlechterung, Besserung durch Wärmeanwendung.
Reduzierter Allgemeinzustand, auffallende Begleitsymptome sind Angst und Unruhe.

Dosierung: D12, 2 × täglich 5 Tropfen
D30, 1–2 × wöchentlich 5 Globuli
(Zoster-Neuralgie)

Ekzemkrankheiten 101

Daphne mezereum (Mezereum)

<u>Herpesbläschen mit hellem Sekret und Neigung zu Verkrustung nach spontaner Eröffnung.</u>
Nach erfolgter Abheilung der Bläschen entwickeln sich starke Neuralgien; bevorzugte Lokalisationen sind Thorax- und Gesichtsbereich.

Dosierung: D6, D12, 2–3 × täglich 5 Tropfen

Ranunculus bulbosus

<u>Herpesbläschen, auch mit blutig-serösem Inhalt.</u> Insbesondere (linksseitig) Interkostalschmerzen, heftig brennend. Deutliche Verschlechterung bei Wetterwechsel sowie bei Berührung und Bewegung.

Dosierung: D6, D12, 2–3 × täglich 5 Tropfen

Rhus toxicodendron

<u>Anfangs seröse, später auch eitrige Herpes-Bläschen.</u>
Brennende und stechende Schmerzen bei deutlicher Verschlechterung durch Kälte, Nässe und Wetterumschwung.
Häufig auch Neuritiden im betroffenen Segment.

Dosierung: D12, 2 × täglich 5 Tropfen
    D30, 2–3 × wöchentlich 5 Globuli
    (Zoster-Neuralgie)

Luesinum-Nosode

Erschöpfende, nächtliche Schmerz-Attacken.

Dosierung: D30, 1–2 × wöchentlich 5 Tropfen und seltener, je nach individueller Reaktion

3. *Ekzemkrankheiten*

Die Ekzemkrankheiten lassen sich aufgrund ihres klinischen Bildes bestimmten Ekzemtypen, d.h. klinischen Indikationen zuordnen und korrelieren dabei mit organotropen Homöopathika.

Symptomatik	Arzneimittel
Trocken-ekzematöse Haut	Acidum nitricum
Schleimartige Sekretion	Calcium carbonicum
Tiefgehende Hautrisse, Brennschmerz	Petroleum
Basisbehandlung	Acidum formicicum

Acidum nitricum

Sehr trockene, zu Rissen neigende ekzematöse Haut, schmerzhaft und leicht blutend; gelbliche Hautverfärbung, oft auch Schuppenbildung.
Deutliche Verschlechterung durch Wasseranwendung.

Dosierung: D12, 2 × täglich 5 Tropfen

Calcium carbonicum

Trockene Haut, auch mehlartige Schuppenbildung oder serös-eitrige Sekretionen. Allgemein eher pastöser Habitus mit schlaffer Haut. Neigung zu Atemwegskatarrhen mit Lymphadenopathie.

Dosierung: D12, 2 × täglich 1 Tablette

Petroleum

Sehr tief gehende Risse in den betroffenen Hautstellen, die Haut wirkt insgesamt schmutzig. Blutungstendenz und Brennschmerz der Risse. Verschlechterung durch Wasseranwendung und in Kälte.

Dosierung: D12, 2 × täglich 5 Tropfen

Acidum formicicum

Als Basisbehandlung bei Dermatosen; auch in Verbindung mit Eigenblut.

Dosierung: D12, 1–2 × wöchentlich 1 Ampulle i.v.
oder 1–2 × täglich 5 Tropfen;
D200: 1 Ampulle i.v. als Einmalgabe

Arzneimittel-Exanthem

Arzneimittelinduzierte Hautveränderungen sind morphologisch oft nicht von Hauterkrankungen anderer Ätiologie zu unterscheiden (Anamnese!).

Symptomatik	Arzneimittel
Urticaria bei deutlicher Wärmeverschlechterung	Apis mellifica
Haut- und Darmsymptomatik	Okoubaka
Zustand nach Antibiotika-Therapie	Phosphorus
Dermatitis, akneforme Pusteln	Strychnos nux vomica
Basismittel	Acidum formicicum

Apis mellifica

Quaddelbildung, ödematöse Schwellung; hellrote bis blasse Hautfarbe, Gefühl von brennender Hitze mit deutlicher Berührungsempfindlichkeit.
Besserung durch Kälteanwendung, bei Wärme deutliche Verschlechterung.

Dosierung: D6, 3–4 × täglich 5 Tropfen

Okoubaka

Unverträglichkeit von chemisch-synthetischen Substanzen; dabei Exanthementwicklung und/oder enteritische Symptome.

Dosierung: D3, 3 × täglich 1 Tablette

Phosphorus

Trocken-schuppendes Exanthem als Folge einer Antibiotika-Therapie; brennende Schmerzen.

Dosierung: D12, 2 × täglich 5 Tropfen
D30, 5 Tropfen als Einmalgabe (bedarfsweise Wiederholung) n. *G. Köhler*

Strychnos nux vomica (Nux vomica)

Polymorphe, arzneimittelinduzierte Exantheme; akneforme Pusteln.

Dosierung: D6, 3 × täglich 5 Tropfen

Acidum formicicum

Als Basisbehandlung bei Neigung zu allergischen Reaktionen, Dermatosen.

Dosierung: D12, 1–2 × wöchentlich 1 Ampulle i.v. oder
1–2 × täglich 5 Tropfen;
D200: 1 Ampulle i.v. als Einmalgabe

4. Benigne Hauttumoren

Seborrhoische Warzen

Hellbraune bis schwarze, breitbasige, epidermale Akanthose.

Symptomatik	Arzneimittel
Atrophische Haut, dunkle Warzen	Acidum arsenicosum
Dunkle, auch gezackte Warzen	Lycopodium
Multiple, dunkle Warzen	Thuja occidentalis

Acidum arsenicosum (Arsenicum album)

Schuppende, atrophische Haut mit dunkel-schwärzlichen Warzen, oft auch brennend-juckende Empfindung.

Dosierung: D12, 1–2 × täglich 5 Tropfen
D30, 1–2 × wöchentlich 5 Globuli

Lycopodium

Dunkle Warzen, auch gezackt aussehend bei eher dunklem Teint. Häufig besteht eine Hepatopathie; ekzematöse Belastung.

Dosierung: D12, 1–2 × täglich 1 Tablette
D30, 1–2 × wöchentlich 5 Globuli

Thuja occidentalis

Multiple Warzen, auch dunkle Alterswarzen; Seborrhö.
Verdicktes Hautprofil (Orangenhaut).
Neigung zu rezidivierenden Infekten.

Dosierung: D12, 1–2 × täglich 5 Tropfen
D30, 1–2 × wöchentlich 5 Globuli

Zysten

Zysten haben einen Hohlraum und sind von einer epithelialen Zystenwand umgeben. Sie treten u. a. als Milien (stecknadelkopfgroße Zysten) oder als Atherom (Grützbeutel) auf.

Symptomatik	Arzneimittel
Pastöse Typen mit Lymphadenopathie	Calcium carbonicum
Milien	Delphinium staphisagria
Zur Resorption	Sulfur jodatum

Calcium carbonicum

Atherom bei eher pastösen Menschen mit Infektneigung der Atemwege; Lymphadenopathie, Kopfschweiße.

Dosierung: D6, D12, 1–2 × täglich 1 Tablette

Delphinium staphisagria (Staphisagria)

Bildung von Milien auch mit Entzündungsneigung.
Hohe Rezidivrate.

Dosierung: D6, D12, 2 × täglich 5 Tropfen

Sulfur jodatum

Seborrhoische, furunkulöse Hautbelastung. Zur Resorption eines Atheroms.

Dosierung: D4, D6, 2 × täglich 1 Tablette

5. Proktologische Erkrankungen

Analekzem, Analfissur

Symptomatik	Arzneimittel
Fissura ani	Acidum nitricum
Fissura ani mit Hämorrhoiden	Krameria triandra
Analekzem	Aluminium oxydatum
Insuffizienz des Analsphinkters	Aloe
Abszedierender Prozeß	Hepar sulfuris
Fistelnde Prozesse	Acidum silicicum
Pruritus ani, Hämorrhoiden	Sulfur

Vgl. auch *Venöse Erkrankungen* → Seite 53

Hinweis: Neben analhygienischen und diätetischen Maßnahmen (weicher Stuhl) bewähren sich Sitzbäder mit Eichenrindenextrakt, anschließende Anwendung von Paeonia- oder Hamamelis-Salbe.

Acidum nitricum

Fissura ani mit starken Splitterschmerzen, die lange anhalten; Blutungsneigung, Hämorrhoiden.

Dosierung: D6, 2–3 × täglich 5 Tropfen

Krameria triandra (Ratanhia)

Fissura ani mit Hämorrhoiden; Brennen und Jucken am After, auch mit nässenden Schleimhautsekretionen.

Dosierung: D4, 3 × täglich 5 Tropfen

Proktologische Erkrankungen 107

Aluminium oxydatum (Alumina)

Analekzem bei trockener und rissiger Haut; atonische Obstipation. Häufig chronifizierende Verläufe.

Dosierung: D12, 2 × täglich 1 Tablette

Aloe

Sphinkterschwäche mit unkontrollierbarem Stuhl- und Urinabgang. Blutende Hämorrhoiden.

Dosierung: D3, 2–3 × täglich 5 Tropfen

Hepar sulfuris

Abszedierende Entzündung, auch bei paraproktitischen Abszessen. Nach Eröffnung und Eiterabfluß auch zur Anregung der Granulation.

Dosierung: D12, 2–3 × täglich 1 Tablette

Acidum silicicum (Silicea)

Bei chronisch eiternden und fistelnden Prozessen, z. B. Analfisteln bei M. Crohn.

Dosierung: D6, D12, 2 × täglich 1 Tablette
           D30, 1–2 × wöchentlich 1 Tablette

Sulfur

Pruritus ani, After schmerzhaft und wund, stark gerötet. Hämorrhoiden; obstipierter oder auch durchfälliger Stuhl. Ekzemneigung, Hepatopathie.

Dosierung: D12, 1 × täglich 1 Tablette
           (Reaktion beobachten!)

6. Hautschäden und Hautverletzungen

Hautschäden und Hautverletzungen können mechanisch bedingt sein; in der Folge bilden sich Blasen, Schwielen und Clavi (»Hühneraugen«).
Die Hautveränderungen durch Kälte und Hitze (Verbrennungswunde) lassen sich je nach Grad und Ausmaß homöopathisch behandeln; dies gilt auch für die Verbrennungsfolgen (Narbe; Keloid).

Symptomatik	Arzneimittel
Schwielenbildung, Clavus	Antimonium crudum
Clavus; Narbengewebe; Keloid	Causticum
Dekubitus	Artemisia abrotanum
Hautrötung	Atropa belladonna
Blasenbildung	Lytta vesicatoria
Gangrän	Kreosotum
Gangrän mit Sepsisneigung	Lachesis mutus
Narben, Keloid	Graphites
Narbengewebe	Acidum hydrofluoricum

Hinweis: Vgl. auch *Operationsfolgen und Verletzungen* → Seite 111
Zur externen Behandlung → Seite 116

Antimonium crudum

<u>Sehr starke Schwielenbildung</u>; Verhornung an Handflächen und Fußsohlen; Bildung von Clavi.

Dosierung: D12, 1–2 × täglich 1 Tablette
D30, 1–2 × wöchentlich 5 Globuli

Hautschäden und Hautverletzungen 109

Causticum

Schwielenbildung, Clavi.
Zustand nach Verbrennung mit Keloidbildung. Neigung zu Gewebsschrumpfung.

Dosierung: D6, 2 × täglich 1 Tablette

Atropa belladonna (Belladonna)

Hautrötung, Hitzegefühl; starker Brennschmerz.

Dosierung: D6, anfangs bis stündlich 3 Tropfen

Lytta vesicatoria (Cantharis)

Verbrennungen mit Blasenbildung; starke Schmerzen.

Dosierung: D6, anfangs bis stündlich 3 Tropfen

Graphites

Schmerzen, Beschwerden durch Bildung von Narbengewebe; Keloid.

Dosierung: D4, D6, 2 × täglich 1 Tablette

Hinweis: Die Narben können ein- bis dreimal in mehrwöchigen Abständen mit Formicain und Calcium fluoratum D12 als Mischampulle unterspritzt werden (Störfeldbehandlung).

Acidum hydrofluoricum

Bildung von Narbengewebe, welches sehr stark juckend ist. Neigung zu Hyperhydrosis.

Dosierung: D12, 3 × täglich 5 Tropfen

Artemisia abrotanum (Abrotanum)

Mikroangiopathien mit Parästhesien, Schmerzen bei deutlicher Verschlechterung durch Kälte, Nässe und Nebel.
Dekubitus-Prophylaxe.

Dosierung: D3, 3 × täglich 5 Tropfen

Kreosotum

Übelriechende, scharfe, blutige Sekretion bei sehr starken Schmerzen; Tendenz zu Ulzeration. Feuchte Gangrän.

Dosierung: D6, 2 × täglich 5 Tropfen

Lachesis mutus

Dunkler Ulkuksrand, sehr starke Entzündungszeichen, übelriechendes, blutiges Sekret. Deutliche Unverträglichkeit von Wärme.

Dosierung: D12, 1 × täglich 1 Ampulle i.v. oder i.m. (oder 2 × täglich 5 Tropfen)

Hinweis: Bei feuchter Gangrän mit Sepsisneigung hat sich folgende Mischinjektion i.v. bewährt:
Zur Initialtherapie:
Lachesis D12
Echinacea D4
Pyrogenium D30 aa
danach:
Lachesis D12
Echinacea D4
Mercurius solubilis D12 aa
2 × täglich 1 Ampulle bis zum Abklingen der Akutsymptomatik (maximal 10 Tage!).

XVIII Operationsfolgen und Verletzungen

Neben den sonst üblichen Interna und Externa können die folgenden Homöopathika eingesetzt werden.

Symptomatik	Arzneimittel
Blutungen, Wundheilungsstörungen, Katheter-Zystitis	Arnica montana
Arzneimittelunverträglichkeit	Strychnos nux vomica
Laparotomiefolgen	Delphinium staphisagria
Verwachsungsbeschwerden	Graphites
Nervenschmerzen posttraumatisch	Hypericum perforatum
Verzögerte Rekonvaleszenz	Avena sativa
Zustand nach Blutverlusten	Chininum arsenicosum

Arnica montana

Allgemeines Wundheilmittel. Postoperative Blutungen; Wundheilungsstörungen. Katheter-Zystitis sowie Entzündung nach Intubation (Laryngo-Tracheitis).

Dosierung: D6, 3–4 × täglich 5 Tropfen

Hinweis: Arnica kann auch prophylaktisch eingesetzt werden (z. B. 5 Tage präoperativ).

Strychnos nux vomica (Nux vomica)

Obstipation, auch infolge von Narkotika. Unverträglichkeitsreaktionen von chemisch-synthetischen Arzneimitteln. Anhaltendes Erbrechen, Magenschmerzen.

Dosierung: D6, 3–4 × täglich 1 Tablette

Delphinium staphisagria (Staphisagria)

Laparotomiefolgen wie Meteorismus, Darmatonie und Subileus.

Dosierung: D4, 3–4 × täglich 5 Tropfen

Graphites

Schmerzen und Beschwerden nach Operationen (Verwachsungen). Narbenkeloid.

Dosierung: D4, 3–4 × täglich 1 Tablette

Hinweis: Die Narben können auch 1–3 × in mehrwöchigen Abständen mit Formicain und Calcium fluoratum D12 als Mischampulle unterspritzt werden (Störfeldbehandlung).

Hypericum perforatum

Neuralgiforme Schmerzen (»Nervenschmerzen«) auch infolge von OP-Lagerung, Immobilisation.

Dosierung: D4, 3–4 × täglich 5 Tropfen

Avena sativa

In der Rekonvaleszenz zur Steigerung von Appetit und Hebung des Allgemeinbefindens.

Dosierung: Urtinktur 3–4 × täglich 5 Tropfen

Chininum arsenicosum

Zustand nach starken Blut- und Sekretverlusten, Wundheilungsfieber; verzögerte Rekonvaleszenz.

Dosierung: D6, 2 × täglich 1 Tablette

XIX Tumorerkrankungen

Neben Operation, Radio- und Chemotherapie sollte die biologische Krebstherapie als sogenannte vierte Behandlungssäule trotz ihrer überwiegend empirischen Grundlagen eingesetzt werden. Die genannten Homöopathika verstehen sich als zusätzliche Therapiemöglichkeit und zur Begleitbehandlung von Folgeerscheinungen.

Symptomatik	Arzneimittel
Karzinom-Schmerzen	Acidum arsenicosum
Pleuraerguß	Artemisia abrotanum
Aszites	Aqua quassiae/ Aqua nucis vomicae
Blutige Sekrete	Kreosotum
Zustand nach Radiotherapie	Cadmium sulfuricum
Lymphödem	Acidum hydrofluoricum
Knochenmetastasen	Strontium carbonicum
Lebermetastasen	Flor de Piedra
Hyperemesis	Strychnos nux vomica

Acidum arsenicosum (Arsenicum album)

Sehr unruhige, ängstliche Patienten mit deutlich reduziertem EZ und AZ. Starke Schmerzzustände mit nächtlicher Verschlechterung.

Dosierung: D12, 2 × täglich 5 Tropfen
D30, 1−2 × wöchentlich 5 Tropfen

Artemisia abrotanum (Abrotanum)

Bei Pleuraergüssen und Peritoneal-Karzinose zur Hebung des Allgemeinbefindens (Roborans).

Dosierung: D2, 3−4 × täglich 5 Tropfen

Aqua quassiae, Aqua nucis vomicae

Bei Aszites zur Diurese (die Kombination hilft Diuretika einsparen).

Dosierung: zu gleichen Teilen 3 × täglich 20 Tropfen

Kreosotum

Bei starken Blutungen und blutigen Sekreten karzinomatöser und ulzeröser Prozesse; übelriechend und dünnflüssig.

Dosierung: D6, bis zu stündlich 5 Tropfen

Hinweis: Evtl. im Wechsel mit **Hamamelis** D3.
Bellis perennis als Externum bei exulzerierenden, stinkenden Hautprozessen (1:10 mit Wasser verdünnt und als getränkte Mullkompresse auflegen, z. B. beim Mamma-Ca.).

Cadmium sulfuricum

Bei Zustand nach Radiotherapie zur Besserung des Allgemeinzustandes.

Dosierung: D12, 2 × täglich 1 Tablette

Acidum hydrofluoricum

Folgen von Röntgenbestrahlung, insbesondere Strahlungsschäden der Haut sowie Lymphödeme.

Dosierung: D12, 2 × täglich 5 Tropfen

Hinweis: Bei Leukozytendepression kann Lachesis D8 und Phosphorus D6 jeweils 3 × täglich 5 Tropfen während 3 Wochen eingesetzt werden.

Strontium carbonicum

Bei Knochenschmerzen infolge von Metastasen.

Dosierung: D12, 2 × täglich 1 Tablette

Flor de piedra

Bei Lebermetastasen zur »Entlastung und Toxinausscheidung«.

Dosierung: D6, 2–3 × täglich 1 Tablette

Strychnos nux vomica (Nux vomica)

Bei Übelkeit und Brechreiz infolge von Zytostatika.

Dosierung: D4, 3–4 × täglich 1 Tablette

Hinweis: Das Arzneimittel kann auch im Wechsel mit Apomorphinum D3-Tabletten gegeben werden.

XX Extern anwendbare Homöopathika

Entsprechend dem homöopathischen Therapieansatz einer systemischen Wirkung hat die Applikation von Externa einen adjuvanten Stellenwert. Zusätzlich zur peroralen oder parenteralen Anwendung des Homöopathikums kann eine Lokalbehandlung durchgeführt werden, wozu bevorzugt pflanzliche Homöopathika in Form von Salben oder Tinkturen eingesetzt werden. Dabei sind folgende Anwendungs- und Dosierungshinweise zu beachten:

- Salbe, Creme: 2–3 × täglich großflächig auf die Haut auftragen und leicht einmassieren (Locus dolendi); u. U. auch Salbenverband anlegen.
- Tinktur: Mit abgekochtem Wasser 1:10 verdünnt zu Umschlägen.

Hinweis: Auf eine mögliche Sensibilisierung gegen Inhaltsstoff und Salbengrundlage ist zu achten.

Extern anwendbare Homöopathika

Arzneimittel	Arzneiform*	Anwendungsgebiet
Artemisia abrotanum (Abrotanum)	S	Perniones; Dekubitus-Neigung
Arnica montana	S, T	Hämatom, traumatisch bedingte Hautverletzung ohne Hautdefekt
Bellis perennis	T	Quetschungen, Verstauchung mit Hautblutung
Calendula officinalis	S, T	Verletzungen und Wunden mit Hautdefekt; Ulcus cruris varicosum
Cardiospermum halicacabum	S, C	Allergische Hauterkrankungen; Sonnenallergie
Echinacea angustifolia	S, T	Entzündliche Hautverletzungen; Ulcus cruris varicosum
Hamamelis virginiana	S, T	Phlebitis; leichte Hautverletzungen
Ledum palustre	T	Infizierte Stichwunden, z. B. Insektenstiche
Mahonia aquifolium	S	Trockene Hautausschläge, z. B. Schuppenflechte
Sabdariffa	S	Chronisch venöse Insuffizienz

*S = Salbe, C = Creme, T = Tinktur

XXI Konstitutionsmittel

Konstitutionell wirkende Homöopathika erfassen »die Gesamtheit der Symptomatik« (psychisch-somatisch) und werden bevorzugt zur Langzeitbehandlung und von daher bei chronischen Erkrankungen eingesetzt; sie sind die via regia einer homöopathischen Behandlung. Das Konstitutionsmittel muß mittels einer umfassenden homöopathischen Anamnese bestimmt werden; scheinbar äußerliche Merkmale wie z. B. dick/dünn oder aber einzelne Symptome sind für die korrekte Arzneimittelwahl nicht ausreichend. Die häufig angezeigten Konstitutionsmittel werden mit den relevanten psychischen und somatischen Merkmalen kurz charakterisiert*.

Acidum arsenicosum (Arsenicum album)

Große Angst, Ruhelosigkeit, sehr schreckhaft und überempfindlich gegen äußere Eindrücke.
Angst vor dem Alleinsein; ausgeprägte Ordnungsliebe, insgesamt sehr gewissenhaft. Konstitutionsmittel mit deutlicher Affinität zu chronifizierenden Haut- und Schleimhauterkrankungen, die typischerweise im Wechsel auftreten (Asthma bronchiale/Neurodermitis). Es können sämtliche Organbereiche entzündlich und degenerativ betroffen sein. Schmerzzustände werden als stark brennend empfunden, es besteht eine deutliche Verschlechterung um Mitternacht, Periodizität der Krankheitserscheinungen.

Dosierung: D12, 2 × täglich 5 Tropfen
D30, 1–2 × wöchentlich 5 Globuli

Acidum nitricum

Schwäche, innere Unruhe und ärgerliche Gereiztheit mit Zornausbrüchen bis hin zu Ausfälligkeiten. Beständiges

---

* Vgl. W. Gawlik: Arzneimittelbild und Persönlichkeitsportrait. Hippokrates, Stuttgart 1990

Frieren und Frösteln bei mangelnder Eigenwärme, gleichzeitig jedoch Neigung zu Hitzewallungen und Schweißausbrüchen. Vor allem nachts treten starke und säuerlich riechende Schweiße auf. Chronische Entzündungen an den Schleimhäuten sowie im Haut- und Schleimhaut-Übergangsbereich.
Befindensverschlechterung durch Nässe und Kälte sowie bei Wetterwechsel.

Dosierung: D12, 2 × täglich 5 Tropfen
D30, 1–2 × wöchentlich 5 Globuli

Acidum silicicum (Silicea)

Empfindsamer, niedergedrückter Mensch; mangelndes Selbstvertrauen; angstvolle Träume. Ältere Menschen zeigen die Symptome der Arteriosklerose.
Blasse Hautfarbe, schlaffe Muskulatur. Rezidivierende Entzündungen der Haut und Schleimhaut mit übelriechender Sekretion bei Neigung zu Chronifizierung.
Verschlechterung durch Kälte und Nässe sowie Zugluft; Besserung durch Wärme.

Dosierung: D12, 2 × täglich 1 Tablette
D30, 1–2 × wöchentlich 5 Globuli

Aluminium oxydatum (Alumina)

Hastige, ängstliche, vorzeitig gealterte Menschen mit innerer Unruhe und Zittern, ständiger Bewegungsdrang. Mangel an Vitalität, Lebensschwäche.
Charakteristisch ist die Trockenheit der Haut und Schleimhaut mit Neigung zu Spasmen; trockene Katarrhe der Atemwege; krampfartige Gastro-Enteritiden; Obstipation und Analfissur.
Starke Hautbelastung, Dyskeratose und Ekzem bei schlechter Heilungstendenz.

Dosierung: D12, 2 × täglich 1 Tablette
D30, 1–2 × wöchentlich 5 Globuli

Antimonium crudum

Ältere Menschen sind reizbar, verdrießlich und interesselos.
Gastro-intestinale Erkrankungen. Proliferierende, ekzematöse Hauterkrankungen mit Warzenbildung und Nagelwachstumsstörungen. Befindensverschlechterung durch Temperaturextreme.

Dosierung: D12, 2 × täglich 1 Tablette
D30, 1–2 × wöchentlich 5 Globuli

Arnica montana

Kräftiger, muskulöser Mensch mit dem typischen Aussehen »Blutfülle« und vermehrter Hautdurchblutung (»hoher Blutdruck«).
Deutliche Affinität zum arteriellen und venösen System. Chronisch-venöse Insuffizienz. Wichtiges Mittel, welches die Folgezustände von Unfällen, Verletzungen, Anstrengungen erfaßt. Deutliche Verschlechterung durch Bewegung und Berührung.

Dosierung: D12, 2 × täglich 5 Tropfen
D30, 1–2 × wöchentlich 5 Globuli

Aurum metallicum

Typischer Pykniker mit Phasen von Apathie und Betriebsamkeit; Habitus apoplecticus. Depressive Verstimmung einerseits, Jähzorn und Wutanfälle andererseits.
Chronifizierende Erkrankungen von Herz und Kreislauf. Schleimhauterkrankungen der Atemwege. Hautleiden, vor allem Ekzem, Psoriasis.

Dosierung: D12, 2 × täglich 1 Tablette
D30, 1–2 × wöchentlich 5 Globuli

Barium carbonicum

Psychische und physische Regression; ängstlich furchtsam. Involution inkretorischer Drüsen. Neigung zu Erkältungskrankheiten mit chronifizierenden Schleimhautkatarrhen, adenoide Wucherungen, Lymphadenopathie. Mißtrauische ängstliche, kindische Greise mit arteriosklerosebedingten Beschwerden. Ausgeprägte Befindensverschlechterung durch Kälte und Nässe.

Dosierung: D12, 2 × täglich 1 Tablette
D30, 1–2 × wöchentlich 5 Globuli

Bromum

Heller, blonder Typ, heiteres Wesen. Auffallend ist das Unwohlsein und die Ängstlichkeit im Dunkeln. Klagt über Vergeßlichkeit.
Chronische Lymphdrüsenschwellung, rezidivierende Atemwegsinfekte.
Starke Hautbelastung mit pustulösen Ausschlägen (Akne, Furunkulose).
Große Empfindlichkeit gegen Zugluft; Unverträglichkeit von Sonnenbestrahlung.

Dosierung: D12, 2 × täglich 1 Tablette
D30, 1–2 × wöchentlich 5 Globuli

Calcium carbonicum

Depressive Stimmungslage, mangelnde Spannkraft, rasche Ermüdbarkeit.
Pastöses Gewebe bei Neigung zu verschleppten Krankheitszuständen; chronische Hauterkrankungen. Magen-Darm-Beschwerden.
Verschlechterung durch feucht-kaltes Wetter.

Dosierung: D12, 2 × täglich 1 Tablette
D30, 1–2 × wöchentlich 5 Globuli

Calcium fluoratum

Überaktiver, oft aggressiver und hypomaner Mensch mit mangelnder Selbstdisziplin. Eher schwach entwickelte Muskulatur, schlaffe Bänder und primär überstreckbare Gelenke. Ausgeprägte Haut- und Schleimhautbelastungen z. B. Ekzem, Bronchitis mit Lymphadenopathie.

Dosierung: D12, 2 × täglich 1 Tablette
D30, 1–2 × wöchentlich 5 Globuli

Calcium phosphoricum

Lebhafter, wendiger und agiler Mensch, häufig unentschlossen und ungeduldig, schreckhaft. Rezidivierende Atemwegsinfekte, Beschwerden am Stütz- und Bewegungsapparat. Bevorzugt werden pikante und geräucherte Speisen.
Große Empfindlichkeit gegen Kälte und Nässe.

Dosierung: D12, 2 × täglich 1 Tablette
D30, 1–2 × wöchentlich 5 Globuli

Causticum

Argwöhnisch, ängstlich, überempfindlich; benötigt Zuwendung. Patienten sind empfindsam, fürchten sich in der Dunkelheit. Lähmende Müdigkeit und Schwäche. Auffallende Trockenheit der Haut und Schleimhäute. Lähmungen von zentral und peripheren Nerven mit Folgezuständen. Gehäufte Infekte der Atemwege; Dermatosen (Ekzem, Warzen, Hyperkeratosen).

Dosierung: D12, 2 × täglich 1 Tablette
D30, 1–2 × wöchentlich 5 Globuli

Delphinium staphisagria (Staphisagria)

Eher zurückhaltendes, auch hypochondrisches Verhalten; sexuell überbetont. Beschwerden und Erkrankungen infolge von psychischen Traumen wie Beleidigung, Demütigung, Kränkung; Bezug zu Übergängen der verschiedenen Lebensphasen (Klimakterium, Senium).
Erkrankungen infolge von Operationen und Verletzungen. Rezidivierende Entzündungen am Auge, Erkrankungen im Uro-Genitalbereich, chronische Hauterkrankungen.

Dosierung: D12, 2 × täglich 5 Tropfen
D30, 1–2 × wöchentlich 5 Globuli

Graphites

Mangelndes Selbstbewußtsein; apathisch, oft rasch ermüdbar. Adipöser Habitus; hormonale Insuffizienz mit der Physiognomie einer hypothyreoten Stoffwechsellage. Rezidivierende Entzündungen am Auge (Blepharus, Konjunktivitis, Hordeolum) und im Bereich der Atemwege. Dyspeptische Beschwerden mit Obstipation und Flatulenz. Ausgeprägte Neigung zu trocken-rissigen oder nässenden Ekzemen; rissige Nägel.

Dosierung: D12, 2 × täglich 1 Tablette
D30, 1–2 × wöchentlich 5 Globuli

Lycopodium

Geistig sehr lebhafter, mißtrauischer und zur Hypochondrie neigender Mensch. Vorgealtertes Aussehen, Hagerkeit am Oberkörper und meteoristisch aufgetriebenes Abdomen. Beschwerden im Magen-Darmbereich. Hepatopathie; venöse Belastung (Ulcus cruris varicosum). Ekzematöse Hautleiden.

Dosierung: D12, 2 × täglich 1 Tablette
D30, 1–2 × wöchentlich 5 Globuli

Natrium chloratum

Verschlossener, abweisender, nachtragender Mensch; depressive Verstimmung, lehnt den Zuspruch ab (»stiller Kummer«), aber auch häufiges Weinen. Beschwerden als Folgezustand von psychischen Traumen.
Im somatischen Bereich treten Beschwerden infolge von Unverträglichkeit durch starke Sonnenbestrahlung und Aufenthalt am Meer auf. Auffallend ist das Verlangen nach würzig-scharfen Speisen und großes Durstgefühl; Appetit vermehrt, dabei jedoch keine Gewichtszunahme. Sehr trockene Haut und Schleimhäute. Disposition zu atopischem Formenkreis.

Dosierung: D12, 2 × täglich 1 Tablette
D30, 1–2 × wöchentlich 5 Globuli

Phosphorus

Intelligenter, lebhafter, sensitiver Mensch; rasch erschöpfbar und müde, wobei auch nur kleine Ruhepausen erholsam wirken.

Überempfindlich gegen Sinneseindrücke jeglicher Art. Schwächezustände nach Erkrankungen und Blutverlusten. Auffallend sind die schwer stillbaren Blutungen und die Hämatombildung auch nach geringfügigen Traumen. Schmerzzustände am Stütz- und Bewegungsapparat. Rezidivierende Atemwegserkrankungen.

Dosierung: D12, 2 × täglich 5 Tropfen
D30, 1–2 × wöchentlich 5 Globuli

Pulsatilla pratensis

Blonder, hellhäutiger, weichlicher Typ (feminin), schüchtern und sehr trostbedürftig. Häufiges Weinen, aber auch mißmutig und depressiv. Labile Stimmungslage, wechselndes Temperament; auffällig ist der Wechsel der Symptomatik nach Art und Lokalisation.
Große Erkältungsneigung bei zähen, gelb-grünlichen Schleimabsonderungen. Venöse Belastungen, rheumatoide Schmerzen, ekzematöse Hauterkrankungen.

Dosierung: D12, 2 × täglich 5 Tropfen
D30, 1–2 × wöchentlich 5 Globuli

Selenium

Gedrückte Stimmungslage, schreckhaft, menschenscheu; große sexuelle Reizbarkeit. Funktionelle und organische Beschwerden der Geschlechtsorgane.
Seborrhoische, ekzematöse Hauterkrankungen.

Dosierung: D12, 2 × täglich 1 Tablette
D30, 1–2 × wöchentlich 5 Globuli

Sepia

Launenhafte und reizbare, »ausgebrannte« Frauen. Rascher Stimmungswechsel, Gleichgültigkeit, Lebensüberdruß; entwickelt Haßgefühle gegen die Angehörigen unter Vernachlässigung ihrer Aufgaben.
Dunkle, pigmentreiche Haut, Hitzewallungen mit Frieren, übelriechender Schweiß. Gehäufte Migräneattacken;

Cholezysto- und Hepatopathie. Chronische Hauterkrankungen wie Ekzem und Psoriasis.

Dosierung: D12, 2 × täglich 1 Tablette
D30, 1–2 × wöchentlich 5 Globuli

Strychnos nux vomica (Nux vomica)

Jähzorniger, streitbarer hypochondrischer Mensch infolge Überarbeitung. Großes Verlangen nach Reiz- und Genußmittel, danach Befindensverschlechterung.
Beschwerden am Gesamtverdauungstrakt; rheumatoide Schmerzzustände.

Dosierung: D12, 2 × täglich 1 Tablette
D30, 1–2 × wöchentlich 5 Globuli

Sulfur

Gut genährter, bulliger Mensch; nörgelnd und unzufrieden. Typisch ist das starke Hitzegefühl am gesamten Körper, auffallende Rötung der Körperöffnungen mit Brennschmerz sowie übelriechendem Körpergeruch (Typ I).
Schlanker, hagerer, blasser Mensch, der schnell ermüdet; Sonderling (Typ II).
Großer Appetit insbesondere nach gewürzten Speisen mit auffallender Müdigkeit nach dem Essen.
Die Haut ist rauh, unrein, wirkt schmutzig, übler Körpergeruch. Venöse Belastung; Entzündungsneigung der Haut.

Dosierung: D12, 2 × täglich 1 Tablette
D30, 1–2 × wöchentlich 5 Globuli
CAVE: Erstverschlimmerung!

Thuja occidentalis

Träger, unzufriedener Mensch, aber auch streitsüchtig und boshaft; fixe Ideen. Chronisch rezidivierende Schleimhautkatarrhe der Atemwege, des Magen-Darm-Traktes, des Urogenitalbereiches. Starke Hautbe-

lastung mit proliferativen Prozessen wie Polypen, Papillome oder Warzen; seborrhoischer Hautstatus.
Typisch ist auch die Erstmanifestation oder Exazerbation insbesondere von Hauterkrankungen durch Impfungen.

Dosierung: D12, 2 × täglich 1 Tablette
D30, 1–2 × wöchentlich 5 Globuli

Zincum metallicum

Bedrückter, müder, schweigsamer Mensch; innere Unruhe, Rastlosigkeit, vor allem auch nachts. Häufig treten Krankheitsbeschwerden als Folgezustände von »unterdrückten« Krankheitsausscheidungen auf (z.B. Sekret, Exanthem): Es bestehen deutliche psycho-somatische Zusammenhänge.

Dosierung: D12, 2 × täglich 1 Tablette
D30, 1–2 × wöchentlich 5 Globuli

Hinweis: Bei besonders guter Übereinstimmung des Phänotyps (personotroper Bereich) hat sich die Arzneistärke »Q VI« (LM VI) bewährt; Dosierung je nach Reaktion wie z.B. 2–3 × wöchentlich 3 Globuli/Tropfen

*Nosoden**

Nosoden werden als Zwischenmittel bei chronischen Krankheiten eingesetzt, auch um ein besseres Ansprechen der konstitutiotropen Homöopathika zu bewirken.

Tuberkulinum (Koch)

Schlanker, leicht erschöpfbarer Mensch; »unruhiger Geist«; ständiger Wechsel der Symptomatik. Große Anfälligkeit gegen Klimawechsel und Kälte. Hauterkrankungen, Infekte.

Dosierung: D30, D200 (s.u.)

---

* Vgl. G. Köhler: Lehrbuch der Homöopathie. Band I, 6. Aufl., Hippokrates, Stuttgart 1994

Psorinum

Schlanker, frostiger Mensch, der psychisch sehr belastet ist. Minderwertigkeitsgefühle. Atopischer Formenkreis, wechselweises Auftreten von Haut- (Ekzem) und Schleimhaut- (Asthma bronchiale) Erkrankungen.
Schmutzig wirkendes, seborrhoisches Hautbild. Juckreiz; übelriechende Schweiße.

Dosierung: D30, D200 (s. u.)

Medorrhinum

Reizbarkeit, Überempfindlichkeit, neurotische Züge. Konzentrationsstörungen.
Rezidivierende Entzündungen (Schleimhautkatarrhe) der Atemwege und des Urogenitaltraktes. Verschiedenste Hauterkrankungen wie Verrucae, Polypen, nässendes Ekzem mit stark übelriechender Sekretion.

Dosierung: D30, D200 (s. u.)

Luesinum

Unruhiges, phasenweise aggressives Verhalten, auch boshaft, hinterlistig. Ältere, hager wirkende Menschen mit auffallenden psychischen Reaktionen.
Exantheme von bräunlich-roter Farbe (»Kupferflekken«); Alopezie.

Dosierung: D30, D200 (s. u.)

Hinweis: D30 im Abstand von 4 Wochen, insgesamt 3× sowie abschließend
D200 1 × (jeweils 3 Globuli als Einmalgabe).
alternativ: D200 in mehrmonatigen Abständen.

Literaturhinweise

Als Basistext empfiehlt sich für das vorliegende Buch
Wiesenauer, M.: Praxis der Homöopathie, Hippokrates, Stuttgart 1985

Als weiterführende Literatur – allgemein und speziell – empfehlen sich
Braun, A.: Methodik der Homöopathie, 4. Aufl., Sonntag, Stuttgart 1992
Charette, G.: Homöopathische Arzneimittellehre, 6. Aufl., Hippokrates, Stuttgart 1991
Gawlik, W.: Homöopathie und konventionelle Therapie, 2. Aufl., Hippokrates, Stuttgart 1992
Köhler, G.: Lehrbuch der Homöopathie, Band 1, 6. Aufl., Hippokrates, Stuttgart 1994
– Lehrbuch der Homöopathie, Band 2, 3. Aufl., Hippokrates, Stuttgart 1994
Mezger, J.: Gesichtete homöopathische Arzneimittellehre, 6. Aufl., Haug, Heidelberg 1993
Quilisch, W.: Die homöopathische Praxis, 4. Aufl., Hippokrates, Stuttgart 1993
Schimmel, K.-Ch. (Hrsg.): Lehrbuch der Naturheilverfahren, Band 1, 2. Aufl., Hippokrates, Stuttgart 1990
– Lehrbuch der Naturheilverfahren, Band 2, 2. Aufl., Hippokrates, Stuttgart 1990
Wiesenauer, M.: Rheumatologisch-orthopädische Praxis der Homöopathie, Hippokrates, Stuttgart 1989
– Dermatologische und allergologische Praxis der Homöopathie, Hippokrates, Stuttgart 1994
– Gynäkologisch-geburtshilfliche Praxis der Homöopathie, 2. Aufl., Hippokrates, Stuttgart 1995

Periodika

Allgemeine homöopathische Zeitung. Haug Verlag, Heidelberg
Erfahrungsheilkunde, Haug Verlag Heidelberg
Ärztezeitschrift für Naturheilverfahren, Med.-lit. Verlag, Uelzen
Zeitschrift für Phytotherapie, Hippokrates Verlag, Stuttgart

Adressenverzeichnis

Deutscher Zentralverein homöopathischer Ärzte
(DZVhÄ) Münsterstr. 10, 53111 Bonn

Ärztegesellschaft für Erfahrungsheilkunde
Fritz-Frey-Straße 21, 69121 Heidelberg

Zentralverband der Ärzte für Naturheilverfahren (ZÄN)
Bismarckstr. 3, 72250 Freudenstadt

Über diese Adressen können die Termine für die Fortbildungsveranstaltungen in der Bundesrepublik Deutschland erfragt werden.

Alle drei Ärzte-Gesellschaften veranstalten auch die Weiterbildungskurse für die Zusatzbezeichnungen »Homöopathie« und »Naturheilverfahren«.
Die Genehmigung zum Führen der Titel wird von der zuständigen Landesärztekammer ausgesprochen.

Arzneimittelverzeichnis

Abrotanum → Artemisia abrotanum
Acidum arsenicosum (Arsenicum album; arsenige Säure) 65, 100, 104, 113, 118
Acidum benzoicum (Benzoesäure) 95
Acidum formicicum (Ameisensäure) 41, 64, 102, 104
Acidum hydrofluoricum (Flußsäure) 109, 114
Acidum nitricum (Salpetersäure) 63, 76, 86, 102, 106, 118
Acidum phosphoricum (Phosphorsäure) 22
Acidum picrinicum (Pikrinsäure) 22
Acidum silicicum (Silicea; Kieselsäure) 30, 91, 100, 107, 119
Aconitum napellus (Sturmhut) 18, 42
Actaea racemosa (Cimicifuga; Traubensilberkerze) 89
Adonis vernalis (Adonisröschen) 46
Aesculus hippocastanum (Roßkastanie) 55, 90
Adlumia fungosa (Erdrauch) 95
Agaricus → Amanita muscaria
Allium cepa (Küchenzwiebel) 34
Aloe 66, 107
Aluminium oxydatum (Aluminiumoxid) 24, 52, 66, 107, 118
Amanita muscaria (Agaricus; Fliegenpilz) 17
Ambra grisea 22
Ammonium bromatum (Ammoniumbromid) 32
Ammonium carbonicum (Ammoniumcarbonat) 38
Anacardium → Semecarpus anacardium
Anamirta cocculus (Cocculus; Kockelskörner) 21
Antimonium crudum (Antimon(III)-sulfid) 65, 108, 120
Antimonium tartaricum → Kalium stibyl-tartaricum
Apis mellifica (Honigbiene) 24, 78, 94, 97, 103
Apocynum cannabinum (Haufwurzel) 45
Aralia racemosa (Amerikanische Narde) 40
Arnica montana (Bergwohlverleih) 29, 44, 49, 51, 54, 74, 111, 120
Arsenicum album → Acidum arsenicosum
Artemisia abrotanum (Abrotanum; Eberraute) 50, 109, 113
Arum triphyllum (Zehrwurzel) 33
Asa foetida (Stinkasant) 61
Atropa belladonna (Belladonna; Tollkirsche) 19, 23, 53, 69, 85, 94, 97, 98, 109
Aurum metallicum (Gold) 49, 120
Avena sativa (Hafer) 18, 112

Badiaga (Flußschwamm) 60
Barium carbonicum (Bariumcarbonat) 21, 49, 82, 120
Belladonna → Atropa belladonna
Berberis vulgaris (Berberitze) 69

Bismutum subnitricum (Wismutnitrat) 63
Borax → Natrium tetraboracicum
Bromum (Brom) 121
Bryonia cretica (Gicht-, Zaunrübe) 36, 93

Cactus grandiflorus → Selenicereus grandiflorus
Calcium carbonicum Hahnemanni (Conchae; Austernschalenkalk) 91, 102, 105, 121
Calcium fluoratum (Calciumfluorid) 25, 30, 55, 91, 121
Calcium phosphoricum (Calciumphosphat) 91, 122
Calcium sulfuricum (Calciumsulfat) 99
Calculi biliarii (Gallensteine) 70
Cantharis → Lytta vesicatoria
Capsicum annuum (Spanischer Pfeffer) 34
Carbo vegetabilis (Holzkohle) 38, 45, 56, 62
Cardiospermum halicacabum (Herzsame) 118
Carduus marianus → Silybum marianum
Castor equi 90
Causticum Hahnemanni (Ätzstoff) 33, 52, 77, 88, 122
Chamomilla → Matricaria chamomilla
Chelidonium majus (Schöllkraut) 70
Chimaphila umbellata (Wintergrün) 75
China → Cinchona succirubra
Chininum arsenicosum (Chininarsenit) 39, 112
Cimicifuga → Actaea racemosa
Clematis recta (Waldrebe) 80
Cocculus → Anamirta cocculus
Coccus cacti → Dactylopius coccus
Coffea arabica (Kaffee) 19
Colchicum autumnale (Herbstzeitlose) 95
Conium maculatum (Schierling) 21, 60, 77
Crataegus (Weißdorn) 45
Crotalus horridus (Klapperschlange) 57
Cuprum aceticum (KupferIIacetat) 37
Cuprum arsenicosum 78
Cuprum metallicum (Kupfer) 30, 62
Cyclamen europaeum (Alpenveilchen) 20
Cytisus scoparius (Spartium scoparium) 46

Daphne mezereum (Seidelbast) 101
Datura stramonium (Stramonium; Stechapfel) 17
Delphinium staphisagria (Staphisagria; Stephanskörner) 25, 105, 112, 122
Digitalis purpurea (Fingerhut) 81
Dulcamara → Solanum dulcamara

Echinacea (Sonnenhut) 35
Eichhornia (Wasserhyazinthe) 72

Arzneimittelverzeichnis

Espeletia grandiflora 50
Euphrasia officinalis (Augentrost) 35
Euspongia officinalis (Spongia; Meerschwamm) 31, 60

Fabiana imbricata (Pichi-Pichi) 75
Filipendula ulmaria (Spiraea ulmaria; Mädesüß) 88
Flor de Piedra (Steinblüte) 58, 71, 115
Fraxinus americana (Weiße Esche) 84

Gelsemium sempervirens (Jasmin) 20, 78, 90
Glonoinum 26
Gnaphalium polycephalum (Ruhrkraut) 93
Graphites (Reißblei) 109, 112, 122
Grindelia robusta (Grindeliakraut) 40
Guajacum (Guajakharz) 33

Hamamelis virginiana (Zauberstrauch) 54
Haplopappus bayahuen 22, 48
Harpagophytum procumbens (Teufelskralle) 88
Hedera helix (Efeu) 59
Helonias dioica (Falsche Einhornwurzel) 84
Hepar sulfuris (Kalkschwefelleber) 25, 99, 107
Hydrastis canadensis (Kanadische Gelbwurzel) 69
Hyoscyamus niger (Bilsenkraut) 37
Hypericum perforatum (Johanniskraut) 29

Iberis amara (Schleifenblume) 45
Ignatia → Strychnos ignatii
Ipecacuanha → Cephaelis ipecacuanha
Iris versicolor (Schwertlilie) 72

Kalium bichromicum (Kaliumdichromat) 63
Kalium carbonicum (Kaliumkarbonat) 48
Kalium stibyl-tartaricum (Antimonium tartaricum; Brechweinstein) 38
Krameria triandra (Ratanhia) 106
Kreosotum (Buchenholzteer) 51, 86, 110, 114

Lachesis mutus (Viper) 54, 97, 99, 110
Lachnanthes tinctoria (Rotwurzel) 90
Lapis albus (Gneis) 60
Laurocerasus → Prunus laurocerasus
Leonorus cardiaca (Herzgespann) 43, 59
Leptandra → Veronica virginica
Lilium tigrinum (Tigerlilie) 84, 86
Lobaria pulmonaria (Sticta; Lungenflechte) 35
Lobelia inflata (indianischer Tabak) 40
Luesinum (Nosode) 101, 127
Luffa operculata 35
Lycopodium (Bärlapp) 39, 62, 105, 123

Lycopus virginicus (Wolfsfuß) 43, 59
Lytta vesicatoria (Cantharis; Spanische Fliege) 73, 109

Magnesium carbonicum (Magnesiumcarbonat) 26
Magnesium chloratum (Magnesiumchlorid) 66
Magnesium fluoratum (Magnesiumfluorid) 25
Magnesium jodatum (Magnesiumjodid) 82
Mandragora e radice (Alraunwurzel) 64
Medicago sativa 39
Medorrhinum (Nosode) 76, 127
Mercurius corrosivus 74
Mercurius solubilis (Quecksilber) 30, 99
Mercurius vivus (Quecksilber) 31
Mezereum → Daphne mezereum
Myristica sebifera 99
Myrrhis odorata (Anisdolde) 57
Myrtillus geometrizans 44

Naja tripudians (Brillenschlange) 44, 49
Natrium chloratum (Natrium muriaticum; Natriumchlorid) 123
Natrium sulfuricum (Natriumsulfat) 41
Natrium tetraboracicum (Borax; Natriumtetraborat) 31, 86
Nerium oleander (Oleander) 78
Nicotiana tabacum (Tabacum; Tabak) 21
Nux vomica → Strychnos nux vomica

Okoubaka 65, 103
Oleander → Nerium oleander
Opium (Schlafmohn) 67

Paeonia officinalis (Pfingstrose) 57
Pareira brava 80
Paris quadrifolia (Einbeere) 26
Perilla ocymoides (Schwarznessel) 95
Petroleum (Steinöl) 27, 102
Petroselinum (Petersilie) 77
Phosphorus (Phosphor) 26, 27, 30, 72, 78, 103, 123
Phytolacca americana (Kermesbeere) 33
Picrorhiza 71
Plumbum metallicum (Blei) 49, 67
Podophyllum peltatum (Maiapfel) 65
Polygala senega (Senega; Schlangenwurzel) 38
Populus tremuloides (Amerikanische Espe) 81
Prunus laurocerasus (Kirschlorbeer) 45
Psorinum (Nosode) 127
Pulsatilla pratensis (Küchenschelle) 74, 80, 124

Ranunculus bulbosus (Knolliger Hahnenfuß) 101
Rhododendron (Alpenrose) 88

Arzneimittelverzeichnis

Rhus toxicodendron (Giftsumach) 88, 93, 101
Robinia pseudoacacia (Falsche Akazie) 62
Rumex crispus (Ampfer) 37

Sanguinaria canadensis (Blutwurzel) 20
Secale cornutum (Mutterkorn) 28, 51
Selenicereus grandiflorus (Cactus grandiflorus; Königin der Nacht) 43
Semecarpus anacardium (Anacardium, Elefantenlausbaum) 64
Sepia (Tintenfisch) 77, 84
Serenoa repens (Sabal serrulatum; Sägepalme) 81
Silicea → Acidum silicicum
Silybum marianum (Caraduus marianus, Mariendistel) 55, 57, 71
Solanum dulcamara (Dulcamara; Bittersüß) 74
Solidago virgaurea (Goldrute) 75
Spartium scoparium → Cytisus scoparius
Spigelia anthelmia (Wurmkraut) 72
Spongia → Euspongia officinalis
Stannum metallicum (Zinn) 85
Staphisagria → Delphinium staphisagria
Sticta → Lobaria pulmonaria
Strontium carbonicum (Strontiumkarbonat) 92, 114
Strophanthus 72
Strychnos nux vomica (Nux vomica; Brechnuß) 35, 57, 65, 93, 104, 111, 115, 125
Sulfur (Schwefel) 56, 107, 125
Sulfur jodatum (Jodschwefel) 25, 106
Sumbulus (Moschuswurzel) 43

Tabacum → Nicotiana tabacum
Tarantula hispanica (Tarantel) 17, 28
Taraxacum officinale (Löwenzahn) 71
Theridion (Spinnengift) 28
Thuja occidentalis (Lebensbaum) 76, 105, 125
Thyreoidinum 59
Tuberkulinum Koch (Nosode) 126

Veratrum album (Nieswurz) 21, 47
Veronica virginica (Leptandra, Ehrenpreis) 69
Viscum album (Mistel) 50

Zincum metallicum (Zink) 52, 126
Zincum valerianicum (Zinkvalerianat) 18

Sachverzeichnis

Analekzem 106
Analfissur 106
Analthrombose 56
Angina pectoris 43
Angina tonsillaris 33
Apoplex 51
Arteriosklerose 50
Arthrose 88
Arzneigrundstoff 14
Arzneimittelbild 11
Arzneimittel-Exanthem 103
Asthma bronchiale 39
Aszites 113
Atherom 105
Aufstoßen 62
Augentropfen 23

Blähungen 61
Blepharo-Konjunktivitis 23
Brechdurchfall 65
Bronchitis 36

Cholelithiasis 68
Cholezystopathie 68

Dekubitus 108, 117
Depressionen 16
Descensus uteri 83
Dezimalpotenz 14
Diarrhö 64
Dosierungsrichtlinien 14
Durchblutungsstörungen 50
Dyspepsie 61
Dysregulation, orthostatische 47

Eiterbildung 99
Ekzemkrankheiten 101
Emphysem-Bronchitis 37
Epididymitis 79
Erysipel 96
Exanthem 103

Sachverzeichnis

Fettunverträglichkeit 62
Fistelbildung 100
Folgezustände, Apoplex 51
Folgezustände, Pneumonie 38
Folgezustände, Radiotherapie 114
Funktionelle Herzbeschwerden 42
Funktiotropie 12
Furunkel 98

Gangrän 108
Gastralgie 61
Gastroenteritis 64
Gelenkerkrankungen, degenerative 87
Gicht 94
Gingivitis 30
Glaukom 26

Hämatom 117
Hämorrhoiden 56
Harnabflußstörung 81
Harninkontinenz 76
Hautschäden 108
Hautverletzungen 108
Heiserkeit 32
Hepatopathie 70
Herpes zoster 100
Herpesbläschen 100
Herzinsuffizienz 44
Histiotropie 12
Hordeolum 24
Hühneraugen 108
Hyperemesis 113
Hyperhydrosis 109
Hyperthyreose 58
Hypertonie 48
Hyperurikämie 95
Hypothyreose 58
Hypotonie 47

Insuffizienz, chronisch venöse 54, 117
Interkostalschmerzen 100

Karbunkel 98
Karzinom-Schmerzen 113
Katarakt 25
Keloid 108
Kitzelhusten 36
Knochenmetastasen 113
Kolpitis 85
Kopfschmerzen 19
Krampfhusten 36
Krankheitsbild 11

Lähmung 52
Laparotomiefolgen 111
Lebermetastasen 113
Leberzirrhose 70
Lumboischialgie 93
Lymphangitis 99
Lymphödem 113

Migräne 20
Milien 105

Nackensteifigkeit 90
Nahrungsmittelintoxikation 65
Narbe 108
Nephropathien 78

Obstipation 66
Ohnmachtsanfälle 47
Operationsfolgen 111
Organotropie 12
Osteoporose 90

Pankreopathie 71
Parkinson-Syndrom 17
Parodontose 29
Perniones 117
Personotropie 13
Pharmakodynamik 11
Pharyngo-Laryngitis 32
Phlebitis 53, 117
Phlegmone 98
Pleuraerguß 113
Pneumonie 38
Podagra 94

Sachverzeichnis

Postcholezystektomie-Syndrom 69
Prostatahyperplasie 81
Prostatitis 79
Pyelitis, akut 73
Pyelitis, chronisch 74

Reizblase 77
Restharnbildung 81
Rhinitis 34
Rhythmusstörungen 46

Schlafstörungen 18
Schuppenflechte 117
Schwächezustände 21
Schwerhörigkeit 28
Schwielenbildung 108
Schwindel 20
Seborrhoische Warzen 104
Sehstörungen 20
Senkungsbeschwerden 77, 84
Simile-Regel 11
Sinusitis 34
Sonnenallergie 117
Stauungsdermatose 54
Steindiathese 68
Stimmbandlähmung 32
Stomatitis 30
Struma 59

Tinnitus 27
Tremor 17
Tumorerkrankungen 113

Ulcus cruris varicosum 54, 117
Ulkuskrankheit 62
Unruhezustände 17
Uterusprolaps 83

Varikose 54
Vegetative Beschwerden 21
Verletzungen 111
Verstauchung 117

Verwachsungsbeschwerden
  111
Völlegefühl 62

Weichteilrheumatismus 92
Wirbelsäulenerkrankungen 89

Zähneknirschen 29
Zahnextraktion 29
Zahnfleischbluten 29
Zosterneuralgie 100
Zysten 59, 105
Zystitis, akut 73
Zystitis, chronisch 74